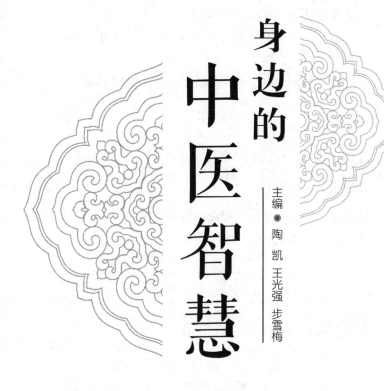

身边的
中医智慧

主编●
陶　凯　王光强　步雪梅

U0260176

● 山东科学技术出版社

图书在版编目（CIP）数据

身边的中医智慧 / 陶凯，王光强，步雪梅主编．
—济南：山东科学技术出版社，2018.9

ISBN 978-7-5331-9652-3

Ⅰ．①身… Ⅱ．①陶… ②王… ③步… Ⅲ．①中
国医药学 Ⅳ．① R2

中国版本图书馆 CIP 数据核字 (2018) 第 176613 号

责任编辑：冯　悦
装帧设计：孙非羽

主管单位：山东出版传媒股份有限公司
出　版　者：山东科学技术出版社
　　　　　地址：济南市市中区英雄山路 189 号
　　　　　邮编：250002　电话：（0531）82098088
　　　　　网址：www.lkj.com.cn
　　　　　电子邮件：sdkj@sdpress.com.cn
发　行　者：山东科学技术出版社
　　　　　地址：济南市市中区英雄山路 189 号
　　　　　邮编：250002　电话：（0531）82098071
印　刷　者：山东临沂新华印刷物流集团有限责任公司
　　　　　地址：山东省临沂市高新技术产业开发区新华路东段
　　　　　邮编：276017　电话：（0539）2925659

开本：889mm×1194mm　　1/32
印张：8.75
字数：181 千
印数：1—2000
版次：2018 年 9 月第 1 版　　2018 年 9 月第 1 次印刷
定价：32.00 元

陶凯（1953~），国家名老中医药专家，第六批全国老中医药专家学术经验继承工作指导老师。曾任山东中医药大学附属医院肺病科主任、山东中医药大学内科教研室教授、山东中西医结合学会呼吸病专业委员会主任委员、中国中医药学会老年医学会常务理事兼肺系专业委员会主任、中国老年学学会中医研究委员会副主任委员、中国老年保健康复专业委员会副主任委员、山东老年医学会膏方委员会主任委员、山东中西医结合学会职业病专业委员会副主任委员。2004~2013年先后担任山东省卫生厅SARS、禽流感、甲型H1N1流感及H7N9禽流感专家组成员、副组长，参与制订防治方案、抢救重症患者、进行培训讲座等工作，荣获省政府奖章。

擅长中西医结合的方法治疗肺间质纤维化、慢性阻塞性肺疾病等，形成特色，赢得社会认可。研制国家新药"金贝口服液"，2004年作为课题负责人承担"863"国家重点科研课题肺痨片的研制。

2001年12月、2004年8月两次应邀赴韩国庆熙大学讲学，2010年8月应邀赴马来西亚中医药学会讲学。2008年6月至2011年6月担任香港中文大学客座教授，香港东华三院广华医院顾问中医师。

曾在国家级、省级医学刊物发表医学论文六十余篇，其中以第一作者在国家级医学刊物发表论文四十余篇。参与编写学术著作十余部（主编两部）。承担科技部、国家中医药管理局、山东省科技厅、山东省卫计委科研课题十一项。

王光强，男，山东大学齐鲁医院（青岛）呼吸内科副主任医师。

1993年7月毕业于吉林大学白求恩医学部。2008年10月获山东大学齐鲁医学院硕士学位。先后在山东省胸科医院、青岛大学附属医院工作，2013年12月开始在山东大学齐鲁医院青岛院区工作至今。先后在上海交通大学医学院附属新华医院、上海长海医院、上海市肺科医院进修学习。

长期从事呼吸内科诊疗工作，同时对中医有着浓厚的兴趣。2016年12月，师从山东中医药大学附属医院陶凯老师，深受陶老师中医思想的影响，切身感受到祖国医药的神奇，同时对中医理论有了更深入的理解。

先后获得山东省政府"抗击非典个人三等功"，山东省科学技术协会"先进工作者"，山东省卫计委"抗震救灾优秀共产党员"等荣誉称号。

欢迎微信关注"齐鲁医院呼吸科王光强"，希望成为与您交流的平台。

前　言

看到现在有人对中医极不信任，甚至进行攻击，就仿佛看到了多年以前我的样子。

15年前，我认识了陶凯老师，亲眼见证了陶老师利用中医诊治疾病的大量案例，切身体会到了中医药的神奇疗效，逐渐改变了我对中医的认识。两年前，我正式拜陶教授为师，在跟诊看病的过程中，在陶老师的言传身教、循循诱导下，我对中医药的神奇疗效有了更进一步的感触，逐渐改变了我的思维模式，不自觉地用中医的眼光看待身边的一切，渐渐有了一些感悟。

作为西医院校毕业的医生，20多年来，我一直从解剖学、生理学的角度看待疾病。现在换了一种思维认识人体：人不过是天地之间的一个组成分子，人体的一切功能都是用来适应天地宇宙的，疾病的发生是在这个适应过程中的不和谐造成的。西医关注的是哪种病毒、细菌，或者哪个受体出了问题，中医则是冷静地分析这些病毒、细菌千百年来一直存在，为什么会现在发病？风、寒、暑、湿、燥、火六淫带来的疾病，不知要比病毒、细菌引发的疾病多多少倍。所以西医培养的是唯证据论的科学家，中医培养的是辩证思维的哲学家。

对于胃出血的患者，西医教科书上的治疗方法之一是饮冰盐水，这样可以收缩胃血管，起到止血的作用。中医是用麻黄、吴茱萸、半夏、白芨等组成的方剂治疗，但需要"热饮之"，这和西医的思路大相径庭。原来中医在收缩血管、修复黏膜的同时，还考虑到热饮可以让身体的血液向体表分布，从而减少内脏的血液，从根本上治疗胃出血。应用冰盐水只是当时止血，却让患者的皮肤收紧，血液向内脏集中，事后胃出血可能会更严重。所以中医想得更加长远，就像下棋，西医能看到两步以后的形势，而中医看到的是三步以后的变局。

中医讲究吃应季之物，从这个道理上讲，雪糕就应该冬季吃。也的确是这样，冬天我们可以吃些冻柿子、冻梨，此时人体的血液分布在内脏居多，有能力消化。冬天吃冷的，可使皮肤收敛，利于闭藏。这时候如果洗桑拿，让皮肤开泄，则易感冒。所以有的人"洗一次桑拿感冒一次"，就不奇怪了。夏天则相反，喝热水会更解渴，因为热水更容易"生津止渴"。解暑药藿香正气水，都是由辛温发散的药组成，并且要用酒精作药引子。"用热远热，用寒远寒"，所以老百姓讲的"冬吃萝卜夏吃姜"，就充满了中医的智慧。冬天以清淡收敛为主，夏天则以温胃发散为主。

现代人的做法正相反，夏天待在空调房里，经常吃冷饮，积攒了一夏天的寒气，如《内经》所说"夏暑汗不出者，秋成风疟"，到了秋天，鼻炎、哮喘等疾病发作，甚至发高热。所以我们常说"冬病夏治"，要想秋冬季节不犯哮喘、鼻炎，就要从夏天入手，三伏天里，尽情锻炼，这时候少睡觉、多出汗并不难受，如果是冬天里出汗，就特不舒服。"三伏贴"的作用就是在一年中最热的时候，协助人体发散，这时如果少吹空调、多跑步，也会起到和"三伏贴"一样的作用。

自从领会了这些中医的道理，最大的受益者就是自己。

"虚邪贼风，避之有时"，只要顺应天地的节律，避开"六淫"的伤害，就不容易得病。感谢陶老师多年来的言传身教，毫不保留地谆谆教诲，也感谢同科室的刘宝义先生，使我在学习中医的路上没有跑偏。师从陶老师时间不长，还谈不上入门，仅仅是在门缝里窥见一角。这也足以让我感觉到中医的深奥，不由自主地变得谦卑起来。

本书是在师从陶老师学习中医的过程中，积累的一些肤浅的生活感悟，定有不妥之处，"当局者迷"，还望读者从"旁观者"的角度给予指正。有的观点与时下其他理论相左太大，姑妄言之，姑妄信之。我也是在不断学习中，假以数年，定有修正。

虽已尽力陈清观点，无奈文笔笨拙，表达不利，恳请包涵。

王光强

目　录

阴阳篇

饮食篇

疾病篇

神志篇

运动篇

心无旁骛笃中医

2016年12月15日，在青岛市政府举行的创建国家中医药综合改革试验区"十百千万"工程启动仪式上，我终于实现了夙愿，正式拜陶凯教授为师。同时，陶老师在青岛市崂山社区卫生中心建立了自己的第四个名老中医工作室，每个月坐诊两次。

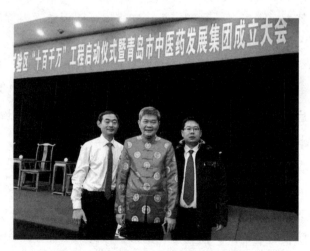

最早认识陶老师是在2003年非典时期，当时我在山东省胸科医院的非典病房，是参与抢救非典患者的医疗组成员之一，陶老师是中医方面的专家成员，非典患者的顺利康复，

中医药起了重要的作用。我是西医院校毕业的，之前很少接触中医，当时对中医的理解并不深刻。

但是此后和陶老师的几次接触，让我感受到了陶老师的人格魅力，使我对中医产生了深深的热爱。

第一次交流是在省体育中心下面的一个咖啡厅里，当时还有齐鲁医院呼吸科的刘宝义，我们畅所欲言，气氛轻松愉悦，至今仍让人难以忘怀。当时我准备了几个问题，陶老师耐心解答，不仅是他渊博的知识打动了我，陶老师温文尔雅、谦逊和蔼的气质更是给我留下了深刻的印象。

此后，我在工作中遇到了几例诊断不明确的患者，我都是介绍他们去找陶老师，每次都是药到病除。因此我开始关注中医，逐渐喜欢研究中医了。

其中一个患者是我的表哥，50多岁，双下肢无力逐渐加重，上楼都很困难，在我们当地诊断不清。到了山东省胸科医院，我也给他做了详细的检查，仍然没有找到原因。我只好求助陶教授，几剂中药服下，病情就缓解了，再也没有复发。后来在老家遇到过这位表哥几次，他还动情地让我转达他对陶教授的问候。

还有我的妹妹，胃部不适、夜间腹痛多年，也是在陶老师的中药调理下逐渐康复。那时我对中医认识并不深刻，当时的方剂也没有刻意去保留。只记得我带着患者去山东省中医院找陶老师的时候，是在门诊三楼的肺功能室。陶老师为了方便给患者看病，除了自己的门诊时间外，还在肺功能室的旁边，找了一间闲置的房间，利用中午休息时间，为更多的患者解除病痛。有一次遇到一个患者，专程从温州赶过来，让陶老师把脉，再坐飞机回去。这位患者几年前患有肺间质纤维化，是陶老师挽救了他的生命。从那以后，过一段时间他就会从温州专程赶来看望陶老师，顺便把一下脉。

2010年，我从济南到青岛工作，临行之前，和陶老师还有师母周教授一起吃饭，当时我谈到关于咳嗽的一些观点，陶老师提醒我说，你关注一下"痰饮证"。我当时没有在意，但是在以后的工作实践中，我发现越来越多的咳嗽患者其实就是痰饮证，我就是这样在陶老师的点拨下，一点点叩开了中医的大门。

通过和陶老师的不断接触，我逐渐认识到中医是让人活得好的一门学问，以提高生活质量为要旨，强调整体的治疗。而西医则是可以让人活得长的学问，为了延长一个人的生存时间，不惜应用呼吸机、

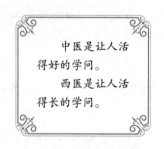

中医是让人活得好的学问。
西医是让人活得长的学问。

人工肝、人工肺等，有时我觉得这样并不是在解决患者的痛苦，而是在延长患者的痛苦。中医重视整体的"人"，而西医关注的是单纯的"病"。

接触陶老师多年，我发现同样的药方，陶老师为患者开出来，就能有效。而同样的疾病，别人开了同样的方剂未必就有效。我仔细揣摩，发现陶老师在诊病的时候，一心一意为患者着想，是真的做到了"心无旁骛"。

汉代太医丞郭玉曾讲过"医者意也"，意思是说治病本身是一门艺术，如同绘画、书法，讲究的是用心用意，凝神静气。而心不在焉，或者只背诵书上的条目是写不出好字、

画不出好画来的。不同的患者，病情千差万别，必需要用心体会，区别对待，才会有好的治疗效果。

除了用心用意，陶老师极善于调节患者的心态。当前社会，许多疾病都是不良情绪所致。陶老师本身就有一种气定神闲的气质，加上慈祥和蔼的态度，循循善诱，耐心开导，再紧张的患者也会放松下来。有时面对病情严重的患者，陶老师也会讲得很轻松，让他觉得很有把握治疗好，即使对其家属，也是积极鼓励，树立信心。

我曾问过陶老师，对于病情这么重的患者，你讲得这么有把握，如果治疗不好，家属会不会埋怨您呢？陶老师说，这部分患者，焦虑紧张的情绪如果不缓解，就无药可救了，必死无疑。如果跟家属讲这些，家属难免会在患者面前会流露出不好的情绪，即使强作笑颜，也会影响到患者。

陶老师就是这样，一心一意地为患者的病情考虑，而自己的医疗安全是其次。患者以及家属也体会到陶老师的良苦用心，即使偶有效果不好，也心存感激。

陶老师也不是每次都能让患者放松的，有一次一位从北京转来的风湿病合并肺纤维化的患者，是一位年轻女性，陶老师做了半个多小时的工作，她还是放松不下来，虽然脸上也有了笑容，但陶老师认为那是装出来的，觉得这个患者治疗效果不会好，果然很快她就去世了。

中医的最高境界是调神。

通过这个病例，我更加体会到调整患者心情的重要性。中医的最高境界其实就是调神。所以陶老师在看门诊之前，先把心态调整好，在和患者交流的过程中，一定是全身投入，心无旁骛，总能找到一个节奏，和患者产生共鸣，让患者放松下来，这时再开中药，效果就有了。

前面提到，陶老师在患者面前有一种特殊的气质，能让他们很快放松下来。这种气质其实就是一个人的气场。

这两年我也在关注气场，我觉得这是由一个人体内的共振频率决定的。这个共振频率由心脏的跳动产生，由膻中穴向四周散开来，在血管腔内回荡，血液的流动不仅是靠压力，更重要的是靠共振作用。这种共振作用也是就中医所讲的"气"。血管中的共振作用弱的时候，血液流动就缓慢，谓之"气滞血瘀"。

我和陶老师讨论这个话题的时候，陶老师积极鼓励我深入研究，并提到济南的金伟老师，可以通过把脉，判断是哪个器官患了什么病。我下载了金伟老师的作品拜读，使我更加相信脉形与疾病是有对应关系的，金伟老师把脉诊病的准确率可达85%。我想中医脉诊的神奇并非空穴来风，很可能就是感知的血管的共振频率的变化。如同我们听到一个人的声音就能判断是谁来了，说不出来，心里却知道，谓之"心中了了，指下难明"。

为此，我特意制作了一套脉搏音的采集设备，采集肱动脉处血管搏动的声音，和测量血压的过程是一样的。由此发现不同的患者，声音的频谱特点有明显的不同，一些血瘀体质患者的声音信息明显单调、变弱，肿瘤患者的声音波形也是如此。

下图是在采集患者的脉搏音，右边显示不同疾病，有不同的声音波形。

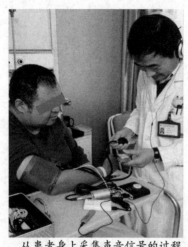

从患者身上采集声音信号的过程

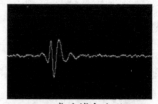

正常脉搏音波形

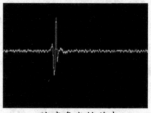

肺癌多发转移者

血管里的共振频率还可以分解为宫、商、角、徵、羽，对应着人体的脾、肺、肝、心、肾五脏，这在中医的古籍中是有明确记载的，我们可以不理解先人的理论，但不能不相信。五脏是人体内的实体器官，也是最容易共振的部分，所以我们听了标准音调的音乐就觉得很享受，而"唱跑调"时，就觉得不舒服。血管中宫、商、角、徵、羽某个音弱了，相应的器官供血就会减弱。这种共振能量就是中医所说的"气"，并不玄虚，是可以测的。

> 研究血管中的声频共振，有可能解开中医"气"的奥秘。

在陶老师的启发下，以前对于中医的一些概念逐渐明晰起来。"气血通畅"不仅指的是血流通畅，更重要的是有充足的共振能量，血液携带这种能量到达全身，所以中医讲"血为气之母，气为血之帅""气行则血行"，这在古代医书中多次论述，如《难经·二十二难》《灵枢·营卫生会篇》。血液只是这种振动的载体，血流的振动频率决定血的分配。如果血液中的这种振动波减弱了，血流也会变慢，也就是常说的"气滞血瘀"，近期是瘀块，远期则可能恶变为肿瘤，故"血液聚而生瘤肿也"。

　　一个人的血管保持和谐的频率，就不容易生病。这个频率不仅仅局限在血管里，还会向周边辐射，这就是一个人的气场。有的人会让周围的人放松愉悦，有的人则让周边的人紧张，气场相同的人会一见如故。作为医生，首先要让自己有良好的气场，这样才能影响患者的情绪。陶老师每次看病的时候，必然会把自己的心态调整到最佳状态，患者不知不觉地受到感染，变得乐观起来，积极应对疾病，收到较好的治疗效果。

　　这种气场相当于一个人的磁场，会将周围的人"磁化"。要做到这一点，必须心无旁骛，在这一方面，陶老师堪称楷模。

　　在研究这个课题的过程中，我发现耳鸣的一个可能机制：中医认为"肾开窍于耳"，是指肾和耳朵有着共同的共振频率，在一条经络上。肾相当于广播电台，耳朵相当于收音机，当二者频率吻合的时候，是没有噪音的。但如果肾虚的时候，肾的频率变化了，耳朵这个收音机自然就会出现噪音。或者肾的频率没有变化，耳朵的接收频率变化了，也会出现噪音，故头部受到撞击后，耳朵会嗡嗡响。目前治疗耳鸣的主要药物就是六味地黄丸和银杏叶片，一个是补肾的，一个是改善耳内血液循环的，正是针对这两个环节，是对这个假说的一个佐证。

跟随陶老师多年，尤其对下面几种疾病体会深刻。

肺纤维化

陶老师在长期的临床实践中，对肺间质纤维化有着深刻的认识，总结出了针对肺纤维化有效的治疗方案，在国内有着非凡的影响力。陶老师认为"特发性肺纤维化（IPF）"是不存在的，原因基本是清楚的。其中慢性肺纤维化，都是在慢性阻塞性肺病的基础上继发的，这部分患者不要急于治疗，只要应用中药调理即可长期存活；如果应用激素加以改善，则很容易导致急性进展。而急性肺纤维化，都是病毒感染所致。急性期一定要用抗病毒的中药和西药治疗。

2016年元旦，我们科一位肺纤维化患者短期内病情明显加重，紧急情况下，求助于陶老师，陶老师不顾旅途辛劳，有求必应，赶到青岛会诊。患者服用了陶老师开的中药后，病情一天天好起来，到现在一年半了，能在小区散步如常人。通过这个病例，让我们全科同事感受到了中医药的神奇。

下图是患者的CT，从影像检查来看，肺纤维化未再进展，并有所好转。

2015.11.8	2015.12.15	2016.2.9	2016.5.14

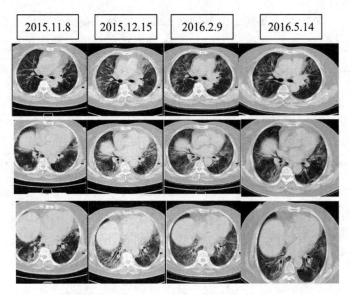

第一次会诊时的药方：

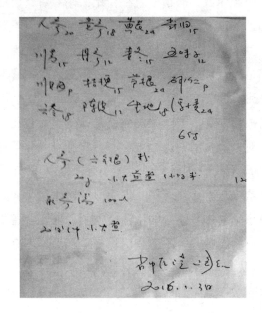

陶老师经常到全国各地会诊重症肺纤维化患者，许多患者都有神奇的效果。有时听他聊起会诊的经历，就像听传奇故事一样。正因为如此，全国各地的患者纷纷来到济南，找到陶老师诊治。

2015年10月，我在山东省立医院南院区跟着陶老师查房，让我吃惊的是，30多张床位，住得满满的，有一半的患者是外省的。这些不仅仅是肺纤维化的患者，各种疑难病例都有，多数是看遍了国内各大医院后再来的，都是带着厚厚的病历和CT片。当时遇到一位患者，40岁女性，领着一位三岁多的小孩子。原来这位患者怀孕的时候，就检查出肺癌，直到孩子出生后才开始治疗，当时已有脑转移，化疗几个疗程后，因不能耐受化疗的不良反应而停用。后来一直服用陶老师的中药麝珠散，病情一直很稳定。用患者自己的话说，"陶老师到哪里，我就得跟到哪里，否则心里就不踏实"。从这个患者身上，陶老师也体会到，原来这个麝珠散的配方对脑转移也是有效的。后来我介绍许多患者应用麝珠散，均使病情得到了明显的缓解。

陶老师经常讲，中医的优势就是廉价，而且还能解决问题，他反对开昂贵的中药处方。在治疗肺纤维化的过程中，一些与病情无关的药物，尽可能不用，如果没有感染的证据，抗生素也没有必要应用。但一般的医生认为，越是病情严重，越想到要用"豪华的"治疗方案。前几年备受推崇的吡啡尼酮，陶老师一直不主张应用。该药原理上有治疗肺纤维化的作用，但临床实际中没有见到效果。果然，近几年，这个药的推荐力度明显下降了。

肺部小结节

这几年，随着CT检查的普及，越来越多的患者发现肺小结节，虽然没有症状，却给患者带来了紧张焦虑。陶老师认为，不良情绪和睡眠差是导致肺小结节的主要原因。所以调整患者的情绪，改善睡眠是治疗这类疾病的关键。即使是肺部较大的结节影，陶老师通过应用中药，有一些本来打算做手术的病灶，最后也好转吸收了。

这是一例50岁的女性，查体发现右上肺结节，在某省级医院诊断为肺癌，ⅠA期，拟行微创手术。这是当时的记录。

入院情况：中年女性患者，因"查体发现右肺上叶结节一个多月"入院。2011年因"多囊肾"在省立医院东院泌尿外科手术治疗，2015年因"右肱骨骨折"在省立医院创伤骨科手术治疗，恢复顺利。查体：双侧颈部及锁骨上浅表淋巴结未触及肿大，胸廓对称，双侧呼吸动度均等，语颤正常，双肺呼吸音清，未闻及明显干湿性啰音。心前区无隆起，心界不大，心律规整，心音正常，未闻及明显病理性杂音。辅助检查：2017-10-31胸部CT：右肺上叶后段见一磨玻璃灶，密度不均，大小为1.7 cm×2.2 cm×2.4 cm，纵隔内见多个小淋巴结。

入院诊断：右肺上叶占位

肺癌（CT1N0M0 ⅠA期）

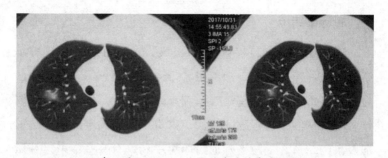

2017年10月31日CT：右上肺磨玻璃密度阴影

2017年11月5日，经陶老师诊治，应用中药止咳化痰汤加减。

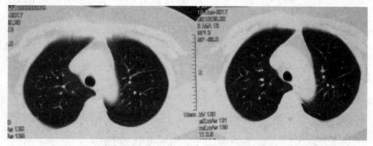

2017年12月10日复查CT，结节影消失

痰饮证

很早以前陶老师就提醒我，关注痰饮证，"水停为饮，饮凝为痰"，水在体内是不断循环流动的，如果停在某个地方，就是饮，如胸腔积液是悬饮，心包积液是支饮，下肢浮肿则是溢饮。水停在胃中迟迟不排空，就是痰饮。这里的痰不仅是指气管里的分泌物，只要是凝结的块状物都可称之为痰。皮下脂肪瘤其实就是痰核。

有一次，一个患者因为"咳嗽，夜间不能平卧，胸背疼痛多年"住院，我怀疑就是痰饮证。我带患者进行钡餐透视，发现胃收缩乏力，12分钟后，胃内的稀饭和钡餐混合物仍潴留在胃中，而正常人5~6分钟胃中的钡餐就会排到小肠中去了。这符合中医描述的"痰饮"，"心下满闷，呕吐清水痰涎，胃中有振水声，肠间沥沥有声，头昏目眩……形体昔肥今瘦"。

这位患者当时钡餐透视时的图片：

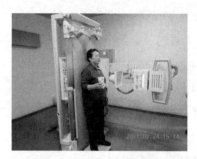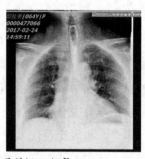

患者于14∶59开始喝稀饭＋钡餐

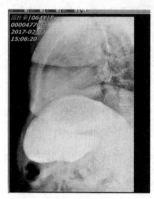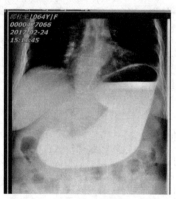

6分钟后，右侧卧位，有少量反流

12分钟后立位，胃内食物迟迟没有排空。卧位时即有反流发生

"病痰饮者，当以温药和之。"针对这种病症，陶老师一般会用到健脾消痰饮，机理就是通过增强脾胃的功能，促

进胃的排空，加强消化功能，达到消痰的目的。

在这个过程中，我体会到，我们平时笼统地讲"咳嗽"，其实"咳"和"嗽"是不一样的。金·刘河间的《素问病机气宜保命集》："咳为无痰而有声，肺气伤而不清也；嗽是无声而有痰，脾湿动而为痰也。"清朝名医陈飞霞在其著述的《幼幼集成》中记载："凡有声无痰谓之咳，有痰无声谓之嗽。"沈金鳌《杂病源流犀烛》认为："嗽证病在脾，脾藏痰，故痰出而嗽止。"从这些古人的记录中可以看出，"嗽"是由脾导致的，"脾为生痰之源，肺为贮痰之器"，这种痰是由食管产生的，许多患者诉说晚上咳嗽，非得把那口痰咳出来才能安稳下来。这是"嗽"，而非"咳"。在这个问题上，古人比现代人的认识要深刻。

"人体自有大药"，陶老师反对滥用药物，包括降糖、降脂、降心率药。陶老师经常以自己家的老人作例子，他并没有服用保健预防类的药物，却长寿且健康，事实胜于雄辩。现代许多人在商业氛围中迷失了方向，顺应自然、法于阴阳的理念远不如我们的先人。

> 陶老师经常讲：人体自有抗炎抑炎机制，我们不去破坏它就不错了。

陶老师经常讲，人体本来就有抗炎抑炎机制，这个平衡的打破，是许多疾病的根源，陶老师许多方剂的出发点就是调节这种平衡关系的。

陶老师几乎每天都会在网上回答患者的问题，即使在深夜。这种全身心的投入是出于高度责任心，这让年轻的我们都自愧弗如。

通过师承陶老师，我深深地体会到：中医需要悟

|阴阳篇|

性，靠一股子蛮劲是不行的。这不像西医，会做选择题就基本合格。学习中医是需要静下心来，不为纷繁的花花世界所扰动，用心用意才能做好的一项事业。就像陶老师2016年在宏济堂中医馆师承仪式上所期望的那样："你的一切时间，都要交给你从事的事业；没有人可以代替你的辛劳，只有你自己通过艰苦的努力，取得成功。成功需要创新，这不是常规的做法，也绝对没有捷径，创新就是需要付出比别人更多的努力。永远不要追逐名利，那些虚无缥缈的东西，因为你做这个工作本身就是最为高尚、完美、伟大的事情。这和一个人的生命有关，值得你花费毕生的经历证明——自己曾经为拯救生命的事业存在过，这就是我们中医药世家的灵魂所在——大医精诚。"

这是陶老师一生言传身教，不懈传承的精神。作为学生，也要时时约束和鞭策自己。

何谓阴阳

《素问·阴阳应象大论》中说："阴阳者，天地之道也，万物之纲纪，变化之父母，生杀之本始，神明之府也。"看来阴阳主宰着世间的万物，既然阴阳如此重要，那么何谓阴阳?

第九版《中医基础理论》教材中说："一般来说，凡是运动的、外向的、上升的、弥散的、温热的、明亮的、兴奋的都属于阳；相对静止的、内守的、下降的、凝聚的、寒冷的、晦暗的、抑制的都属于阴。"

如果落实到人体，"脏在内属阴而腑在外为阳，精宁静属阴而气运动属阳，营气内守属阴而卫气外向属阳，寒凉性病证属阴而温热性病证属阳"。这样区分阴阳不免带有主观因素，不利于阴阳理论体系的建立。

其实在《黄帝内经》中，阴阳的概念非常明确："阴在内，阳之守也；阳在外，阴之使也（《素问·阴阳应象大论篇第五》）。""岐伯曰：外者为阳，内者为阴（《素问·阴阳离合论篇第六》）。"

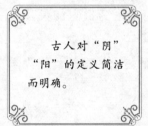

古人对"阴""阳"的定义简洁而明确。

所以"阴、阳"的定义非常简单而明确，那就是指"内、外"的关系，所有向内的、摄入的、挣钱的都是阳，相当于守财奴；而散失的、向外的、花钱的都是阴，相当于剁手族。而不是按照"温热的、明亮的、下降的、凝聚的、晦暗的"等等来划分。五脏属阴，是因为"五脏者藏精气而不泻"，肝、心、脾、肺、肾是在家贮藏精气的；而六腑属阳，"六腑者传化物而不藏"，像胃、肠、胆等是吸收食物精华，把吸收来的营养成分，老老实实地交给脾脏储存起来。而不是"脏在内属阴而腑在外为阳"。

阴是体内积攒的各种物质，阳是来保卫这些物质的。"阴胜过阳"是指体内物质散失的比得到的多，"阳胜过阴"则是指得到的比失去的多。我们喝水、吃饭都是阳的行为，喝茶时的啜饮，是一种吸的动作，是在补气。即使是打鼾，也是在用力向里吸气，也是补气。如果没有呼吸睡眠暂停的话，这样打着呼噜睡一夜，睡得香，第二天会特别精神。即使在英语中，"睡得香"也被译成"sleep soundly"。有人讲，吸烟也有补气的作用，道理就是从这里来的。而出汗、运动、排尿、排便都是向外发散的，都是阴性的行为。如果是"运动的、外向的、温热的属阳，寒冷的、晦暗的都属阴"，则无法对经典进行注释。恰恰相反，"冷能助阳"而"热则散阴"，天冷的时候，皮肤收紧，减少散热，小孩子阳气旺，表现之一就是皮肤凉凉的，守得住。而热的时候，出汗多，心率快，代谢加强，是散阴的表现。正常人，晚上的体温比上午要高出大约1℃，就是因为上午阳气旺，守得住。冬天里，有的人一直手脚温暖，未必是好事，哪有那么多的能量散失？

阴阳是"天地之道也，万物之纲纪"，不管是宏观还是微观，阴阳在每个角落都会有体现。

> 只要留意，就会发现，我们身边处处都有阴阳的影子。

女主内，代表阴，管花钱；男主外，代表阳，管挣钱。不管挣钱多少，只要收支平衡，这个家庭就是健康的；挣多花少，花得多挣得少，都会阴阳失衡，出问题。

国王居于宫中，代表阴；将士在外，保家卫国，代表阳。军队强大，则人民安居乐业，国富民强。

蜂王主内，代表阴，工蜂主外，是阳。工蜂工作努力，蜂王就会有充足的食物，"阳生阴长"。

任何一个化学分子式，都由阴阳离子构成。如NaCl，由Na^+、Cl^-两种离子组成，NaH_2PO_4则由三个阳离子和一个三价的阴离子组成。所有的分子，阴阳离子的数量一定是相等的。

我们常说"舍得"，"舍"是阴，"得"是阳。得失之间，反映了一个人的心态。老年人一般脾虚，所以喜欢收集东西，再旧的东西也不舍得扔掉。

天为阳，地为阴，当上为地，下为天的时候，才会"天地气交"，上下不断地交流，这世界才会充满生机，这就是"泰卦"；如果上为天，下为地，则是"否卦"，如沙漠之地，天无阴气而没有降水，阴阳不交，故草木不生。

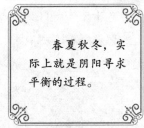

春夏秋冬，实际上就是阴阳寻求平衡的过程。

太阳的光照是阳，大地储存的热量是阴。春天的时候，太阳光的入射量渐渐增多，地气上升，大地的"阴"跟着太阳的"阳"开始变暖，即"阳生阴长"。此时，阳少阴更少，谓之春天"少阳"。

夏天太阳光照强，大地散热也多，阳多阴不少，夏天属"太阳"。

到了秋天，太阳的入射量减少，但大地散热量由于惯性，并没有减下来，阴多阳不少，故秋天属"太阴"。同样的气温18℃，春天感觉是温暖的，而秋天感觉则是凉爽的。

到了冬天，太阳的光照能量降到了低点，大地依靠仅存的一点热量维持着，此时阴少阳更少，谓之"少阴"。

所以，从一年四季来看，大地的"阴"总是跟在太阳光照的"阳"后面，"阳生阴长，阳杀阴藏"。阳总是主动的，阴是被动的，虽然慢了半拍，还是努力保持着平衡。

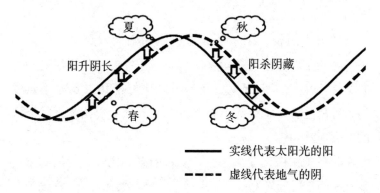

夏　秋

阳升阴长　　　　阳杀阴藏

春　冬

———— 实线代表太阳光的阳
- - - - 虚线代表地气的阴

　　我们向往天下一统的局面，没有战争、没有冲突、人民安居乐业的理想社会，但实际上全世界真正成了一个国家，那么内部又会分成至少两个派别，阴阳对立，有人的地方，就要分出个三六九等来。故有"合久必分，分久必合"。看透这一点，我们就没有必要对国际局势、邻里之争、拉帮结派感到奇怪了。

　　阴阳就是一种相互对立的关系，世上万物需要有这种对抗的力量，只有这样这个世界才会充满生机活力，进化起来才有动力。"我们的强大，是和敌人的强大成正比的"；"兔子的速度是由狐狸的速度决定的"。

> 没有阴阳的互动，这个世界就是死水一潭。

　　我们规定了一方为阳，那么另一方就是阴。我们不用阴阳来表示，也可以用"正负、上下、矛盾"等来表示。落实在人体上，则用"内外"来说明阴阳的对立关系较为妥帖。

这也是宋代的朱熹阴阳学说的基础，"世间万物皆可分为阴阳"，包括阴阳对立、阴阳互根、阴阳消长和阴阳转化四个方面。

"阳生阴长，阳杀阴藏"，阴和阳大致是平衡的，如果二者相加，就会抵消为零。蛋黄是阳性的，而蛋清是阴性的，二者混匀了煎了吃，就比煮鸡蛋好消化；荔枝是热性的，容易上火，但是用荔枝壳泡水喝，就会平衡吃荔枝导致的上火。

著名的中医师李可先生，是扶阳派的代表，善用附子。曾有人问李可老先生："如果这个世界上没有附子，您该怎么办？"李老先生回答："如果这个世界上没有附子，也就没有需要附子治疗的疾病了。"所以一个人得了一种疾病，在世界的某一个角落，就会有一种中药，能治疗这种疾病，整个世界本来就是一个阴阳平衡体。

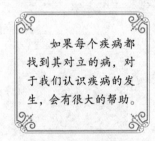

如果每个疾病都找到其对立的病，对于我们认识疾病的发生，会有很大的帮助。

按照这个逻辑，教科书的所有疾病都应该有其对立病，例如，高血压和低血压、甲状腺功能亢进和甲状腺功能减低、酸中毒和碱中毒等。但有些对应并不明显，如肺气肿是一种肺组织凋亡过度的疾病，与之对应的很可能就是增生过度的肺纤维化。

但是像冠心病、慢性肾病、骨髓瘤、系统性红斑狼疮等有对立的病吗？人在进化的过程中，之所以没有把这些疾病完全甩掉，一定是和某种机制妥协的结果，只是我们还没有发现。患了肺结核、阑尾炎，或许机体的一些免疫力得到了加强，从而不会再患其他疾病。例如，长期慢性咳嗽、咳痰的支气管扩张患者，就不会患肺癌，这类患者如果没有严重的并发症，也可以长寿，也就是老百姓说的"歪脖子树不倒"。我还从来没有见过一例湿性支气管扩张的患者，同时又得肺癌的。"上帝为其关上一扇门，同时又为其打开一扇窗"，得失之间，关系微妙。

有了阴，才有阳，是对立的，而且阴阳是可以互相转化的。福和祸也是一种对立，"福兮祸之所伏，祸兮福之所倚"，有了敌人，才有朋友，敌人称我们也是"敌人"。冬天属阴，但冬天的中午又是"阴中之阳"；夏天属阳，但夏天的夜间则是"阳中之阴"。男人属阳，男性的睾丸处温度要低，是"阳中之阴"；女人属阴，但女性的小腹不能受凉，否则就会生病，谓之"阴中之阳"。

所以，我们没有必要把"运动的、外向的、上升的、弥散的"定义为阳，而"内守的、下降的、凝聚的、寒冷的"定义为阴。这会让初学中医的人陷入迷茫，许多情况下是没有"好"和"坏"的属性的，如南和北、左和右、饥和饱、胖和瘦，只要规定了一方为阳，对立的另一方就是阴。

把世界万物分成阴阳，只是简单的分类，还可以继续向下分。阴又可以分成"太阴"和"少阴"，阳又可分成"太阳"和"少阳"，称为"四

阴阳只是最简单的分法。

象"，以应四季。这也是《易经》所讲的"太极生两仪，两仪生四象"，当然还可以继续向下分成八卦、六十四卦。"道生一，一生二，二生三，三生万物。"

没有阴就没有阳，没有男人，就没有必要创造"女人"这个词；西医没有进入中国之前，也没有"中医"的提法。没有"敌人"，就没有必要划分"朋友"，并且一般来讲，"朋友"总是随着"敌人"的强大而强大。挣得多了花得多，挣得少了花得少，二者总是相伴相随，阴总是跟在阳的后面，慢半拍。阴阳最终是均衡的，否则世界就不会存在。如同磁铁的正负极，二者抵消后正好为零。

但人体毕竟不是磁铁，也不总是出入平衡。我们吃得多，消耗得少了，就会口舌生疮；吃得少，运动多，就会没有力气。这是最简单的道理。

任何一个化学分子式，其中的阴阳离子一定是相等的。人体更像是一个巨无霸化学分子，由阴阳两种离子组成，两种离子的数量永远是相等的。正常的人体相当于$NaCl$，阴离子和阳离子的强度相等，是一种中性的盐，非常稳定。但阴阳两种离子的强度可能会不一样，表现出酸或碱的偏性，严重的会导致酸碱平衡紊乱。

这个巨无霸分子随时都与外界进行能量的交换，不管交换量多少，只要出入平衡，就是健康的表现。摄入能量的过程是阳，消耗能量的过程是阴，也就是"入为阳，出为阴"。能量的消耗总是随着摄入量的多少进行调节，并且慢了半拍，并不是同步的，故"阳生阴长，阳杀阴藏"。

可以把人体比作一个口袋，里面装的东西是阴，袋子是阳，装的东西很多，但袋子结实，口扎得紧，这就是阴阳平衡，是健康的。口袋里的东西不多，袋子也不需要太结实，出入平衡，也是健康的。

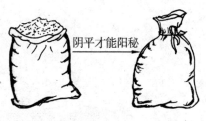

"阴平阳秘"是指如果口袋里装的东西太满了，阴太盛了，则扎不紧口，就不断在漏，易出汗。如果应用"桂枝汤"泄掉一些，"阴平"则"阳秘"，就能扎紧口，人就不再出汗了。也可以用"承气汤"，把口袋的容积变大一点，也能把口扎紧。承气汤是由大黄、芒硝、枳实、厚朴组成，显然是以泻法为主，这样就能"承"更多的"气"。

也可以把人体比喻成一个水壶，内部水的温度和水量代表阴，水壶壁的厚度则代表阳。厚而大的水壶壁代表阳盛，不容易散热，水温高，蕴含的能量多；水壶壁太薄，则散热多，表示阴盛，存不住能量。

曾经在一篇报道模范人物的文章中看到，形容一个人工作热情很高，说到"生命之火，熊熊燃烧"。人体也确实就像是一盏灯，如果燃料很充足，火苗大点也没有问题。如果燃料不多，就省着点用，一样能维持很长的时间。所以我们看到一些病恹恹的人，无欲无求，一样能高寿。如果油料不多，还要保持大的火苗，就是"阴虚阳亢"了，明显是透支的过程。

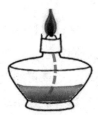

油不多，但火苗小。挣得少，花得也少，病恹恹，但是"歪脖子树不倒"，一样长寿。

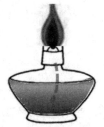

油料充足，火苗大。挣得多，花得也多。熊熊燃烧要有资本。平衡就是健康。

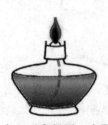
油多，不舍得用，太阴状态。攒得太多，也不舒服。

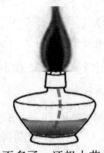
油不多了，还想火苗大。阴虚阳亢，过把瘾就死的类型。

　　拿地球比作人体，地球随时与宇宙保持能量的交换，接收太阳的能量，再向太空散失，保持着平衡。亿万年来，地球的这种能量交换是极有规律的，形成了春夏秋冬的季节交替。石油和煤是黑色的，相当于地球的肾精，我们现在不加节制地挖出来，相当于透支地球的肾精，打破了平衡，导致了整个世界虚火上扬，烦躁不安；并且石油和煤炭对气候起一个稳定的作用，相当于轮船压舱底的重物，轮船的重心不在底部，行驶起来就不稳。地球内部的石油和煤炭少了，也会失去某种牵制，带来一些极端的气候事件。这有可能是地球变暖、灾害气候事件增多的中医观点。

　　人虽然没有地球那样亘古不变的规律，根据摄入和消耗的多少，也会出现类似于春夏秋冬的不同状态，这就是太阳病症、太阴病症、少阴病症、少阳病症。如果再加上两个转换点，"厥阴"和"阳明"，就是"六经辨证"系统。这也是张仲景《伤寒杂病论》的理论体系。

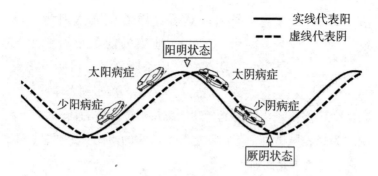

太阳脉症的时候，人体表现为阴阳俱盛，但阳胜过阴，对应一年中的夏天的状态，这时大地接收太阳的热量和散发的热量都很多，但接收的多于散失

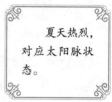

夏天热烈，对应太阳脉状态。

的。落实到人体就是摄入得多，消耗得也多，终究还是积攒下的多于散失的，表现为湿气重，日渐臃肿；此时治疗以麻黄汤、葛根汤泻之，不可以再补。

秋天收获的季节，对应太阴状态。当今社会，这种人居多。

太阴脉症，则表现为阴阳俱盛，阴胜过阳，对应一年中的秋天，此时地球接收太阳的热量和散失的热量都很多，但散失的要大于得到的，逐渐出现秋高气爽的感觉。落实到人体就是吃得多，消耗得也多，但消耗的能量大于摄入的能量，人体表现为不断地出汗。"太阴之为病，腹满而吐，食不下，自利益甚，时腹自痛"，该表现为阴盛，可用桂枝加芍药汤，疏通经脉，和里缓急。太阴病气滞血瘀，当泻实导滞，方用桂枝加大黄汤。

少阴脉症，表现的是阴阳俱衰，但阳更衰弱，对应

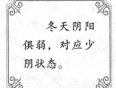

冬天阴阳俱弱，对应少阴状态。

冬天的状态。随着阳光入射量的减少（阳），地表的能量也所剩无几（阴），"阳杀阴藏"。但阴少阳更少，谓之"少阴"。落实到人体就是摄入得少，但依靠存留的能量还能维持轻度的体力活动。"少阴之为病，脉微细，但欲寐也"。此时的治法一定要补，不可泻，代表方是四逆汤。

少阳脉，对应春天。冬去春来，太阳入射量增多，带动着地气上升，生机萌动。在地表能量（阴）快要耗尽的时候，随着吸收的太阳能量

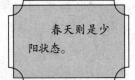

春天则是少阳状态。

（阳）的增多，地表温度逐渐上升。"阳生阴长"，阴总是跟着阳的消长而变化，落后半拍。落实到人体就是在瘦得皮包骨头的时候，开始进食了，逐渐胖了起来。如果一直处在少阳脉的状态，则用小柴胡汤补之，不可用泻法。

地球亿万年来保持不变的节奏转动，春夏秋冬规律交替，这是健康的表现。人体如果跟着天地的节奏走，就不会生病。但是现在的人们往往背离自然之道，冬天做夏天的事，跑步、吃火锅、洗桑拿；夏天做冬天的事，吹空调、吃冷饮。尤其是现在的社会食物充足，人们吃得多，体力活动又少，一不小心体内积攒的阴寒的物质太多，相当于太阴脉的状态，这种情况下，应用桂枝汤就会有效，看来桂枝汤仍然扮演着天下第一方的角色。

人类既然选择了地球，就应该适应地球的规则。地球上有四季轮回，人体也会有四种状态，这就是道家所讲的"天

人合一"。如果人生活在只有三个季节的星球上，人体自
然会与那个星球的状态相对应，仅有三种状态。热带植物只
有在赤道附近才能健康生长，北极熊在寒冷的北极才感觉舒
服，冬小麦就应该经历严冬的考验。看到冬小麦在雪地里可
怜，放在大棚里，就会害了它。人在地球上，就不要做违背
天地自然之道的事情。如吹空调、吃冷饮、熬夜、不分季节
地跑步锻炼等。

"盛时当作衰时想，上场当念下场时"，这是曾国藩家
书中所讲，生活的乐趣就体现在阴阳的起伏之中。认可阴阳
的理念，明确阴阳的概念，不仅是一种生活的哲学，也是学
习中医的前提。

一株麦子论阴阳

一株冬小麦，在冬天里经受严寒，专心闭藏，来年春天
开始萌动，到了夏季芒种前后的高温天里，才能成熟，孕育
出饱满的麦粒。所以老百姓讲"瑞雪兆丰年"，如果是遇上
了暖冬，破了闭藏的阳气，来年的收成就会受影响。

一个人也是如此，冬天里该冷的时候，一定要冷，减少

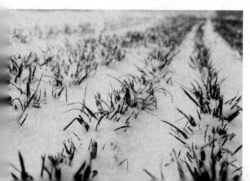

活动，不要出汗，减少阴
液的丢失；而在夏天的三
伏天里，可尽情锻炼，这
时候少睡觉、多出汗，并

不觉得难受。三伏贴的原理就是帮助人们在一年中最热的时候，尽量发散出汗，其成分有黄芪、沉香、肉桂、麝香、补骨脂、白芥子、细辛、甘遂、干姜、仙灵脾、延胡索、小茴香等，都是辛温发散的药物，需要和着姜汁用。在三伏天里不要吹空调，多锻炼出汗，是一样的道理。

《黄帝内经》中讲："冬三月，此谓闭藏，水冰地坼，无扰乎阳。早卧晚起，必待日光，使志若伏若匿……无泄皮肤，使气亟夺……逆之则伤肾，春为痿厥，奉生者少。"冬天如果散失精气太多，春天就没有生发的动力了。所以《内经》中亦提到"冬不藏精，春必病瘟"。所以现在有的人不分春夏秋冬都坚持一个节奏进行锻炼，每天早上都要跑出一身汗来，是逆于阴阳的行为。学生们不管夏天还是冬天，早上都要在操场上跑五圈，也是不对的，最好根据季节做调整，立秋后每半个月减一圈，立冬后就不要跑了。

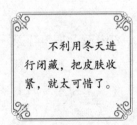

不利用冬天进行闭藏，把皮肤收紧，就太可惜了。

"夏三月，此谓蕃秀。天地气交，万物华实。夜卧早起，无厌于日，使志无怒……此夏气之应，养长之道也。逆之则伤心，秋为痎疟，奉收者少，冬至重病。"夏天如果不把汗出透，整天在空调房里，吃着冷饮，就会"秋为痎疟"，"冬至重病"。故有"冬病夏治"之说。

北方的人们，应该庆幸有个冬天，可以有闭藏的机会，养一下精气，所以北方人肾精足，吃肉喝奶，能消化得动。南方人没有冬天，需要经常煲汤，补充丢失的阴液。所以冬天的"腠理闭",是养阳的过程,但《内经》中却说"此谓春夏养阳,秋冬养阴也",据刘宝义先生考证,这可能是后人一时兴起所注,值得商榷,而《中藏经》中所提"秋首养阳"是可信的。

麦子是偏热性的,是因为经历了严寒。如果冬天不冷,麦香味一定会打折扣。大米和麦子就不一样,生在南方,偏寒性,胃不好的人,吃大米饭就会胃酸增多。不仅是水生的原因,

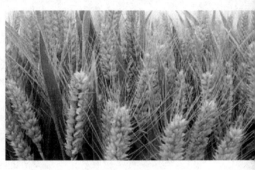

还因为生在南方,未经过严寒的考验。自然界的植物都是如此,在夏天酷热的沙地里成熟的西瓜,就具有了这种对抗酷热的能力,人吃了就会解暑,有西瓜味,这和大棚西瓜完全不一样。

现在的人们,冬天有暖气,还要锻炼出汗、洗桑拿,白白浪费了冬天闭藏的好时机,所以也就少了对抗自然的阳刚之气。现在有的高档小区宣传能保证一年365天室内恒温、恒湿,以此作为卖点,这只能让人更加退化。

> 阴中有阳,阳中有阴。
> 不孕不育中也有阴阳的道理。

不仅是冬天该冷的时候要体验严寒,夏天该热的时候要享受酷暑,落实到人体,还表现在该热的部位要热,该冷的部位要冷。

男性是阳性体质，但阴囊处一定要凉，谓之"阳中有阴"，这不仅是人类，动物也是如此。女性是阴性体质，但小腹一定要热，谓之"阴中有阳"，这里温度低了就会患某些妇科病，甚至宫寒不孕。

不管是"阳中有阴"还是"阴中有阳"，这都会形成一种势能差，这种势能差越大，一个人就越健康。如同一株麦子，冬天越冷，夏天越热，结出的麦粒就蕴藏着天地之气，吃起来就越香。

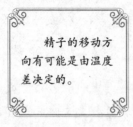
精子的移动方向有可能是由温度差决定的。

这种势能差促成了精子由冷向热的环境移动。现在男性的紧身裤让该冷的地方没有冷下来，女性的露脐装让小腹温度上不去，也就形不成这种势能差，这很可能是不孕不育的原因之一。

不仅是紧身裤，婴幼儿的纸尿裤也很让人担心，在婴儿时期，一直这样包着，不利于生殖系统的发育，至少是不符合自然之道，只是少有人关注。以前的孩子都是穿开裆裤，即使冬天也是如此，一摸屁股凉凉的，却是健康、阳气旺的表现，这样的孩子长大后也是健康的。

现在人群中不孕不育的发病率逐年增多，到处求医，花费巨大。不妨先研究一下一株麦子，该冷的时候要冷，该热的时候要热；该冷的部位要冷，该热的部位要热。

有些病并没有想象得那么复杂。

青蒿素是中药吗

2015年10月，屠呦呦研究员因发现青蒿素治疗疟疾的新疗法获诺贝尔生理学或医学奖，许多人认为这是中医药为人类做出的贡献。其实这种青蒿素只是一种植物提取物，和中药没有任何关系。这类植物提取的药物有上千种之多，如西地兰、紫杉醇、山莨菪碱等，都属于西药的范畴。

那什么才是中药呢？在中医辨证理论的指导下应用的药物才是中药。中医师通过阴阳、表里、虚实、寒热八纲辨证，认为患者应该服用的药物，即使是一根棍，一把土，也属于中药。

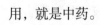

中医理论指导下的用药才是中药。

所以中药并不专指出产自中国或中原地带的药物，如胡椒、苏合香，都是来自异域的香料，只要能升阳温中，调节人体的偏性，就可拿来入药。还有乳香和没药，具有活血生肌之功效，虽是非洲产的香料，只要在中医理论指导下应用，就是中药。

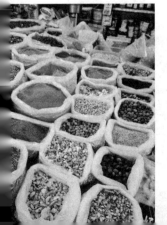

我在农贸市场看到有卖佐料的，快成了中药铺子了，这里有荜拨、高良姜、甘草、白芷、肉豆蔻、砂仁、肉桂、桂皮、丁香、陈皮、小茴香、草果、黄花等。

左图是我在农贸市场上拍摄的。

其中的肉桂、香叶、桂皮、茴香等具

有辛温发散的作用，是用来平衡肉的寒性的，但吃多了对于阴虚烦躁的人就不合适。这种人就需要阴寒的食物来调节其身体的偏性。市场上的这些配料，虽然和中药房的一样，但没有中医理论的指导，只能算是佐料。这样不免会把身体吃偏，最后还要找中医师用相反的食材或药材调节回来。

不加辨证地应用中药，就是"伪中药"，就会出问题。最轰动的当属日本的"小柴胡事件"。20世纪70年代，日本有一个公司把汉代医圣张仲景的名方"小柴胡汤"制成了颗

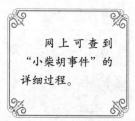

网上可查到"小柴胡事件"的详细过程。

粒剂，成为治疗慢性肝病的灵丹妙药。后来其适应证不断扩大，对于肺炎、慢性胃肠炎也应用小柴胡颗粒。结果在五年的时间里，出现了188例肺纤维化患者，死亡22例。

小柴胡汤是用来治疗少阳证的，患者表现为"往来寒热，心烦喜呕，默默不欲饮食"，如果是太阳脉，或者是太阴脉，需要泻法的时候，还在用小柴胡汤的补法，提升阳气，促进肝气的上升，当然要出问题。尤其是长时间应用，很可能导致肾上腺皮质功能衰竭，导致肺纤维化的发生。这就是不加寒热虚实辨证，如同喝咖啡一样推广中药颗粒剂的后果。

大约100年前，著名的学者余云岫从日本学习回国，他早年熟读中医典籍，后在日本研习西医，可谓中西医贯通，认为"如不消灭中医，不但妨

余云岫的晚年，为中医走上科学化道路做了很大的努力。

他的骨子里还是希望中医走上正规的发展道路。

碍民族的繁息、民生的改良，而且国际地位的迁善也无从谈起"。于是高举反中医的大旗，起草了《废止旧医以扫除医事卫生障碍案》，竟得到了当时国民政府的通过。内行人反对起中医来，杀伤力太大了，这和梁启超、陈独秀这些外行人反中医不一样。余云岫的一些观点把中医一度抨击得支离破碎，影响力到现在还没有完全散去。但余云岫在晚年，却花费十余年，出版了《中国古代疾病名候疏义》一书，对中医病名做了大量的整理和研究工作。

当时，有人提出要"废医存药"，就是抛弃中医理论，只留下药材来应用。真若如此，只会出现一个又一个"小柴胡事件"。我们现在药店里随处可以买到各种中成药，包括小柴胡颗粒，并没有中医师的把关，是很不妥的。好在一般不会长期应用，不会带来太严重的后果。

沙利度胺是标准的西药，是史上最受争议的药物了。20世纪60年代，曾作为止吐药，用于孕妇呕吐，又称为"反应停"，却导致了12 000名短肢畸形儿，一度被封杀弃用。近年来又用于治疗血液病、皮肤病及风湿相关的多达37种疾病，其作用机制至今并不明确。刘宝义先生推测，沙利度胺可能是一种难得的提升人体阳气的药物。通过加强人体向内的"阳"的作用，起到止吐的效果。由于这种向内的加强"阳气"的作用，导致了胎儿四肢在发育的过程中，受到了限制，出生后的畸形儿称为"海豹儿"，其实海豹也是因为在寒冷的海水里，阳气向内收缩，逐渐进化成了四肢矮小的样子。

沙利度胺可以治疗白血病、淋巴瘤、干燥综合征等疾病，而这类疾病从中医来讲，都是阳气守不住，破散过度所致。如果通过中医辨证，根据患者的体质，需要应用沙利度胺来加强阳气，那么，沙利度胺也可以称为中药。

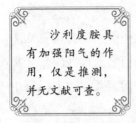

沙利度胺具有加强阳气的作用，仅是推测，并无文献可查。

多数中药材并不值钱，但知道用哪几味、如何搭配，这种中医理论的指导是无法用金钱衡量的。如同汽车发动机坏了，花了几块钱换了个零件就好了。零件不值钱，但知道换哪个，是很值钱的功夫。所以中医理论比中药材要重要得多。当年的"废医存药"就相当于废了西瓜，留下了芝麻。

中药材相当于棋子，中医理论相当于棋谱，用药如下棋，好的中医就是高明的棋手，能把棋子变得活灵活现，奥妙无穷。这些棋子在不懂象棋的人手里，就是小木块。所以，只有在中医理论指导下服用的药物，才是中药，否则就是一些植物和矿物。

中医之"道"

我们常说"道路"，"道"和"路"是不一样的。"道"是指大方向，"路"是指细节。

从青岛到北京，可以有多种方案，工具有火车、自行车或自己开车，路线有经济南、经东营、经天津，这些都是细节，是"路"。而"道"是指：方向西北，大约600千米。

在《庖丁解牛》中，庖丁经历了三个阶段：

第一阶段是学习牛的解剖："始臣之解牛之时，所见无非牛者。"

其次是有了自己的体会："三年之后，未尝见全牛也。"

第三阶段，达到另一种境界："臣之所好者，道也。"完全跟着感觉走了。"臣以神遇而不以目视，官知止而神欲行"，这就是"悟道"了。

庖丁在前两个阶段研究的是细节，是"路"，第三个阶段才是"道"，方向对了，怎么解牛都游刃有余。

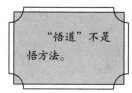

"悟道"不是悟方法。

医学生的成长也有三个阶段：

第一，上学期间，学别人，看书本，学解剖，学生理。相当于研究火车、汽车的性能，研究路的分布。

第二，毕业后，自己学。看指南、文献，比较用不同的"交通工具"到达目的地的时间。例如，化疗与放疗在肺癌治疗上的区别，中位生存期是11.5个月，还是13.7个月？加或不加抗血管生成药对肿瘤患者的获益有多大？

第三个层次，"臣之所好者，道也"。悟道了，不再记哪些道路，用什么工具，只要方向对头，完全可以探索新的方法。对于指南中的方案，可以根据患者的实际情况，做出修改，也就到了制订指南的层面。

学习中医也是经过这样三个阶段，开始是学习药性，背方剂；毕业后自己学习，体会不同的脉象与疾病的关系，以及药物的剂量对治疗的影响；第三阶段，潜心体会几十年，终于明白，绝大多数疾病都是因为一个人的"神"出了问题，中医的最高境界就是调神，"精神内守，病安从来"？以脉诊起家的扁鹊，最后也是"特以诊脉为名耳"，诊脉成了一种形式，靠"望"的本领就知道患者得了什么病。古代的"巫""医"不分家，盛行"祝由"，其实都是在调节一个人的"神"，只要"神"回来了，其他的治疗方式就不那么重要了。

不是每个人都会进入第三个境界的。所以制订指南的仅是少数人，大部分是按照指南做事，能够成为中医大家的也就那么几个人。

"导师""引导"中的"导"的繁体字是"導"，上面是"道"，下面是"寸"，相当于"手"，是用手指着方向。能成为导师的人，就是掌握方向的人。古人很少说自己"知道"，这个"道"不是那么容易感知的。

所以"道"就是总体的路线、方针、政策。中医关注的就是"道"。这种"道"却是很难量化的，这明显违背现代科学观。

曾有人讲"牛奶是给牛喝的"，招致很多人的反对，我觉得更确切的说法是"牛奶是给牛犊喝的"。成年牛没有必要喝奶，这是自然现象。在中医典籍里也从来没有推荐过牛奶的养生保健作用，偶尔作为药用，起到滋阴效果。婴幼儿是纯阳之体，能消能化，利用牛奶代替母乳是没有问题的。但是成年人，甚至老年人喝牛奶，不符合自然之"道"。这是中医的哲学观点，是宏观的"道"。

如果是研究牛奶含有多少蛋白质、如何补钙、如何提高免疫力，一定要找到证据，这是科学的做法。中医只是一种哲学思维，根据自然之道，认为成年人不应该喝牛奶。这不

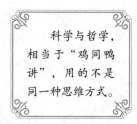

科学与哲学，相当于"鸡同鸭讲"，用的不是同一种思维方式。

符合"科学"思维，科学的东西，其基本要求是"要经得起重复"，要有证据，不能一个人下结论。所以中医的做法，就和西医格格不入，被称为"伪科学"。

"科学"的本意就是"分科治学"，有生物学家、物理学家，生物学家不一定懂物理；医院里有呼吸科、消化科，呼吸专家对消化专业了解也不多，分得越细，显得越科学。哲学则讲究"大道相通"，书法、绘画、茶道、佛学都是对人心性的一种修炼，只要领悟了这种"道"，则一通百通。中医的"道"就是，人生在天地之间，需要符合天地阴阳的变化规律，才不会得病。所以中医内科很少分为呼吸科、消化科、内分泌科等。

"道可道，非常道。"老子这句话有无数种解释，捉弄世人2 500年。"道"是大的方向，包括数不清的路线和方法，要讲出来的话，只能说其中的一种或几种，就不是大方向，而是"路"了。

中医重视道，对于脉诊、气、经络讲不清楚，心里却知道大体的方向。西医重视"指南"，各种"指南"越来越多，也越来越详尽，每年都有更新。再详细的"指南"也是"路"的层面。

"医道从德，术业求精"，这是齐鲁医院的院训。

"道"的层面，要用"德"来约束，不需要具体的量化指标，是大方向。讲技"术"，要以精为目标，越细致越好。大方向正确，路子设计得精细，所以成就了齐鲁医院今天的辉煌。

当年有一本书《水知道答案》曾风靡一时，内容是当对着水讲赞美的话，水的结晶就很漂亮；如果说厌恶的话，则水的结晶很不规则、不完整。

有人就重复这个试验，却没有得到相同的结果，于是认为《水知道答案》的结论是伪科学，是作者的炒作。批判这本书的文章又风靡了一阵。

我想《水知道答案》中的结论未必是假的。作者江本胜在对着水讲"你真美，你太漂亮了"的时候，是发自内心的赞美，他的内心是阳光的、愉悦的，他发出的气场让周围的人也感觉到很舒服、很温馨。这时的水在结晶的过程中，自然会受到这种和谐的频率的影响，结出的晶体结构很漂亮。这种愉悦的心态，是"神"的层面，如同庖丁"官知止而神欲行"，这是"道"。

"教的小曲唱不得。""道"要靠悟，而不是学。

如果有人持怀疑的心态重新做这个试验，虽然也对着水讲"你真美，你太漂亮了"，但毕竟是怀着质疑的心理，不是发自内心的赞美，是一种阴暗的心态，必然产生一种不好的气场，当然也重复不出同样的结果。这种只模仿形式，不重视"神"的做法，是在研究"路"。

这种气场并不是虚无的，有的人让人感到很亲切，有的人就让人很畏惧。这种司空见惯的事情却无法用当前的科学研究方法来量化。所以《水知道答案》被划到伪科学的行列中就不奇怪了。

中医的"气"和脉诊特点也是目前技术无法量化的，但并不能否认其存在。我们可以隔着墙分辨出熟悉的人的声音，但要让我们把每个人的声音特点量化出来，却不容易做到。脉诊也是这样，不同的疾病有不同的特点，真要讲出来，却很难。"只可意会，不可言传"；"心中了了，指下难明"。

但是现在无法量化，不等于将来无法量化，如果在一千年前的宋代，有人跟王安石讲手机能远距离通话，他也一定说这不科学。

中医关注的是大方向的"道"，而西医关注的则是具体的"路"，如果不抬头看方向，难免会走偏。所以西医的各种指南每年都在更新，而中医的经典千百年来没有变过。

"艾"与"爱"

"艾"之所以发"爱"的音，一定有它的道理。我们的祖先之所以选艾叶灸穴位，而不是用木炭，或者点一只古巴雪茄，也一定有其道理。

我想这是因为不同的热源发出的红外线的波长是不一样的。艾叶和艾绒发出的波长和人体最为接近，穿透力也就最强，灸的效果最好。

对人体的穿透力较好的还有土炕的波长，土炕烧热了，就是著名的"热炕头"。土的波长也和人体较为接近，人感觉舒服。

但是电热毯的波长短，辐射力差，对身体的穿透力小，下面皮肤烤热了，里面还是没有感觉，所在睡在上面就不舒服。但是用电热毯把被子暖热了，再体会被子的温暖就不一样了。

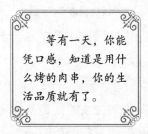

等有一天，你能凭口感，知道是用什么烤的肉串，你的生活品质就有了。

我们喜欢吃木炭烤的羊肉串，和电烤的就不一样，这是因为木炭的波长和羊肉比较接近，容易穿透，而电热丝就不一样，外面烤老了，里面还不熟。果木点着了发出的波长可能和鸭肉比较接近，果木烤鸭就好吃。据说兔子肉如果用花生壳烤过，是最好吃的，有待考证。据我观察，电烤箱里的加热棒的波长穿透力非常强，一般的食物烤了都会好吃。

死海的盐含量高，晒热了可以治疗疾病，是因为我们体内本身就有盐，这种热的波长与人体最接近，也容易穿透我们的身体，所以现在热敷用的盐袋很流行。把手搓热了，捂在小孩子的肚子上，就可治疗腹泻，是因为手掌的热量很容易辐射到孩子体内。

有人说过，用木柴煮的米饭吃了不容易上火，用天然气蒸的米饭就容易上火。这两种火的波长一定也不一样。另外，天然气有一种燥的成分，升温快，火力猛，木柴就温和许多，做出来的饭就不一样。

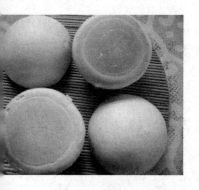

青岛当地的"王哥庄大馒头"远近闻名，已形成了品牌。许多人都知道好吃，却不知道为什么好吃。首先这种馒头是用大锅做出来的，这种锅的锅底一般比较厚，加热后发出的波长辐射力强，能在馒头上形成很厚的焦黄的部分，这部分有个学名是"糊精"，是淀粉经过二次加工后的产物，容易被人体吸收。容易消化吸收的食物人体就会本能地喜欢，我们一般吃着就香。如果是用薄皮铁锅做馒头，就会出现靠近锅的地方焦黑了，中间的还没有熟。

另外，王哥庄大馒头的加工场所是农村的灶台，没法用天然气，都是用木柴加热的，据说用的都是松树枝，而且是陈年的，同样是木柴，新鲜的木柴发出的热一定是有着急躁、尖锐的成分；放了多年的木柴，产生的火焰就温和多了，蒸出的馒头，当然口感也就不一样。

这种方法之所以能流传下来，并得到广泛的认可，一定是这种木柴发出的热与面粉最吻合，最为般配。如果用天然气，外形可能看不出来，口感肯定不一样，有那个形，没有那个气。如同大棚菜一样，"有形无气"。希望不要因为抓环保，或者图省事，改变了传统的做法，从而改变了口味。

现在的人大多生活在一个"高效率"的世界里，走路很急，吃饭很快，心气高高的，心火旺旺的。很难静下心来体会不同的热源，做出来的饭有什么不同，说这些也不会相信。

而我们的古人就讲究多了，生活有品质。他们凭着敏锐的感觉，觉得七年的陈艾比三年的陈艾温和，治疗效果好。如果是用当年的新鲜艾草，闻味可以，点燃了做艾灸，就有刺痛的感觉。

同样，新鲜的小米口感好、吃着香、增强新陈代谢，但是吃了容易出汗、燥热；对恢复体力有好处，但是对于心烦、多动的人来说就不合适，肿瘤患者吃了则增加复发的可能性。陈米就不会，既补充了营养，又让

"陈皮"就是放了至少三年的橘皮。和新鲜的橘皮有不一样的药性。

人安稳平和。这是因为放置多年的小米，"沉不住气"的那部分物质被氧化掉了，剩余的能量是可以在体内慢慢燃烧、慢慢释放的，当然不会把人催得心气很高，欲望很强了。这就如同一个人，经过岁月的加工，把年轻气盛的棱角打磨没了，变得成熟、稳重。

新鲜艾草相当于毛头小伙子，热情高涨；五年陈艾则是成熟稳重的中年人；放了七年的艾草，就是充满智慧的老者，发出的热当然就不一样。

据说有讲究的老中医熬中药，需要用陈年的车轱辘木头来熬制，这种木头经过岁月的洗礼，经过不断地摩擦，忍辱负重，没有了半点脾气，这样熬出来的中药，不再有发散性，最大化地起到平和、滋阴的效果。这种极端讲究，把对热的感觉发挥到了极致。

艾叶和艾绒发出的波长，如同午后的暖阳，有着母爱的温暖。所以被我们先人选中了。"艾"之所以发"爱"的

音，也不是凭空的。这种热隔着皮肤，温暖我们的内脏，赋予我们能量，千百年来，护佑着炎黄子孙的健康。

"势" 的妙处

一辆汽车爬上高坡，就有了自动滑下来的能量。这是一种势能，可以转换成冲下来的动能。一张拉满的弓，箭在弦上，引而不发，就会起威慑作用，这也是蓄起来的势。

我们常说有的家族很有"势力"，有的国家很"强势"，就是指有蓄积起来的能量，能随时释放。可能有硬的后台，有发达的肌肉，或拥有致命的武器。

生活中也经常有这种势，早上没有吃饭，中午也没有吃，晚上的饥饿感就是一种势。我们要学会慢慢地释放，利用这种饥饿的感觉体验美味，体验生活的美好。而不是急忙填饱肚子，这就相当于让汽车快速地冲下来，既损伤了汽车，又磨坏了刹车片。

我在门诊上经常遇到吃饭很急的人，还自认为这是做事麻利的象征，是引以为豪的好事。可能从领导角度看，喜欢这种效率高的做法，但从医生治病救人的角度看，这种行为不值得提倡。我有时对患者讲，你匆匆吃完饭，早点投入工作不就是为了多挣钱吗？挣了钱不就是享受生活吗？你连一顿饭都无暇享受，等以后挣够钱就知道享受生活了？我不相信。

人们都知道享受的是过程，而不是结果，仍然匆匆忙忙地把肚子填满。吃饭快不仅对胃造成伤害，更重要的是这反映了一种"燥"的心态。现在的许多疾病是由心态造成的，无形的情绪，可以带来有形的肿块，这就是道家讲的"无中生有"。我们吃的不是饭，而是借吃饭这个过程，调节一天的节奏，也调节自己的心态。心平气和地把饭吃好了，接下来的工作也会有条不紊。

仔细想想，这种势其实就是"阴阳"关系，在自然界中无处不在，"阴阳者，天地之道也，万物之纲纪"。天为阳，地为阴，如果地在上面，天在下面，这是天地之间蓄积起来的最大的势，"天地气交"，是充满生机活力的"泰卦"；相反的就是上为天，下为地，是代表平庸的"否卦"。

细胞的动作电位也是一种"势"。正是由于细胞膜内外的Na^+、K^+、Ca^{2+}离子的变化，制造了细胞膜内外$90\sim130\ mV$的电压差，通过这种电位的除极与复极化，构成了细胞的生命活动，于是有了心脏的跳动、肌肉的收缩、神经的传导。所以，有了细胞内外电压的势的变化，自然界的万物才充满了生机活力。我们常用的极化液，就是为了促进钾离子内流，以利于建立这种势能差。

磁铁的磁力也是一种势，正负极相当于阴阳，正负之间的差越大，磁力越强，阴阳俱盛，越有活力。落实到人体就是该热的地方要热（小腹），该凉的地方要凉（睾丸）；该酸的地方要酸（胃），该碱的地方要碱（小肠，前列腺）。这种差距拉大，才会充满生机，是健康的表现。这种差距太小，相当于磁力弱，是平庸之辈。

"山有多高，水有多深。"阴阳对冲，正负相抵，总是平衡的。一种药物，没有副作用，往往正作用也不大。"药不瞑眩，厥疾弗瘳"，意思是药物不能让人摇摇晃晃、头晕目眩，一些顽固性疾病就不会好。

还有一种势，是蓄积起来的渴望。古琴大师李家安早年渴望听梅兰芳的戏，但那个年代并不容易，后来他从学校堆积如山的垃圾中发现了一张梅兰芳的唱碟，如获至宝，找了个唱机关上门听，虽然不是京戏，而是昆曲，但那天籁般的声音直接就把他融化了。现在的李家安不仅是古琴大师，也是南京昆曲研究会的理事。

只有拉满的弓及时释放，才能命中靶心。李家安多年来蓄积在心里的对艺术的渴望，在那一刻得到了释放，成就了后来的艺术大师。现在可能很少会有这种情形了，孩子们产生了某种渴望，立即就能从网上买到，得到满足，所以这张渴望的弓总是拉不满，积蓄不起足够的势能，无法达到大师的能量。

但是，孩子们有了某种渴望，例如有学习二胡、素描的愿望，但是在中考、高考、考研、考博的洪流中无暇释放，"等到花儿都谢了"，弓弦老化，箭头落地，最终也会一事无成。

聪明的老师不需要教孩子多少知识，只需要把孩子对知识渴望的这个"势"蓄积起来，再找个恰当的时机释放，这就足够了，相信一定能转变成匪夷所思的动能，一不小心就会培养出大师来。

"日日思君不见君"也是一种势，只是现在有了微信，随时释放这种思念之情，也难以蓄积起那种刻骨铭心的思念，即使有，也是无病呻吟的做作。"居安思危"的另一种解释是"安逸久了，就想找点刺激的事情做"，看来人们潜意识里就有制造"势"的愿望。

蓄势这种把戏在文学作品中更是常见，作家余华就玩得很娴熟。他一般是先把小说中的人物描述得很完美，随后再生生地毁掉，于是悲剧就诞生了。这其实就是蓄积了一种势，如同房顶的一盆水，"哗"地放掉，落差越大，悲剧效果越好。许多的电视剧反复在套用这个公式，都能把观众牢牢地吸引住，屡试不爽。

一部电影，有正面人物，有反面人物，这样情节才丰富、引人入胜。生活中，也不应只有好人，我们也要感谢给我们制造麻烦的坏人，让我们的生活不那么平淡。

周末之所以美好，是因为连续工作了五天；假期之所以让人期待，是因为一学期紧张的学习；中考、高考结束了，更是要慢慢释放这三年积攒起来的压抑，这就是生活的节奏，活着的乐趣。

很多人不知道制造和利用这种势，生活中就少了起伏跌宕，这很可能是抑郁症产生的原因之一。当一个人处在饥寒交迫的困境中时，会激发起强烈的求生欲望，哪还有时间抑郁？当我们有了饥饿的感觉，就要用来好好地享受美味，这也就是"活在当下"。

天地自然，本身就有势的蓄积和释放的过程。一天之中有白天和晚上，一月之中有月圆月缺，一年之中有四季变换，三十年河东又河西，六十年一轮回。在《推背图》的作者李淳风和袁天罡看来，数千年的历史，也是在按照周易的顺序演变着。陶老师经常说，人在自然界中是渺小的，能顺应自然界中的各种势，到什么山唱什么歌，到什么样的季节就做什么样的事，这样就不容易得病，人不能和大自然对着干。

"分久必合，合久必分。"人生就是一个蓄积势、释放势的过程。势能差越大，生活就越有滋味。

舒服和健康不可兼得

现代人追求健康，却经不住舒服的诱惑。

在炎热的夏天，我们为了解暑，经常喝冷饮、吹空调，图一时的凉快，却让寒气闭在体内，到了秋冬季节就会出现鼻炎、哮喘等疾病。"夏暑汗不出者，秋成风疟。"故有"冬病夏治"之说。贪图舒服，却损失了健康。

中医讲"用热远热，用寒远寒"。夏天为了解暑，应该吃热的食物，喝热水。因为喝热水才能有利于水分的吸收，转化成我们身体的一部分，生津才能止渴。最典型的治疗中暑的药就是藿香正气水，里面全是热性药，还要用酒精做药引子。夏天体液分布在体表，脾胃功能减弱，如果吃冷饮、喝啤酒，很容易伤胃。还有"冬吃萝卜夏吃姜"，说的也是这个道理。虽然不那么舒服，却是健康的。

　　到了冬天，许多人家里有了暖气，很是舒服，但感冒也多起来。家里暖气越热的家庭，孩子越容易感冒。有些老人在农村，冬天家里没有暖气，却很少生病；来到城市，有暖气了，是很舒服，反而容易感冒，享不了这个福。有一年冬天，我回乡下的老家，看到老家的人穿得很少，却不怕冷，而我却冻得不停打寒战，因为之前一直生活在有暖气的房间里，汗毛孔是开放的，阳气守不住。

　　冬天的早上，如果做一些耐寒的锻炼，让皮肤汗毛孔收紧，甚至起一身鸡皮疙瘩，再出门的时候，就不会感到那么冷了，因为阳气旺了，守卫身体能量的力量强了，也不容易感冒。冬天一大早就起来工作的环卫工人，并不舒服，但身体却很健康。

　　冬天不仅要做耐寒的锻炼，还要吃一些寒凉的食物，如冻柿子、冻梨、甚至冰，这也算是应季之物，有利于体液向内脏汇集，也有利于皮肤的收紧。所以"冷能助阳，热则散阴"，冷的环境能让人的阳气上来，而热的环境会散失阴液，尤其在冬天，不要轻易出汗。如果冬天泡热水澡、吃火锅就是不合时宜的做法。

　　如果有四个人走在寒冷的荒原地带，遇到一间废弃的小木屋，四个人进去生起了火，一边烤火，一边喝酒。只有一个人没有烤火，最后只有这个人活着走出了荒原。因为他学过中医，知道用寒远寒的道理，不会用热把宝贵的能量散发掉。

　　舒服不等于健康，健康也不等于长寿。经常见到长期生病的人，身体并不健康，但却很长寿。我发现，几乎所有的肺癌患者，都是平时不生病的人，多年不和医院打交道。还有就是，平时没有胃部不适，反而经常捂着肚子的人，很少患胃癌。

这是因为，平时健康的人，也知道抽烟、熬夜、喝酒、饮食无节制不利于健康，但很难做到"知行合一"，落实不到行动上。

长期患病的人，内心里认同自己是个"病人"，自然不敢"瞎折腾"，也能活得长久，即"歪脖子树不倒"。糖尿病患者不得不"管住嘴"，高血脂患者不得不"迈开腿"。另外，对于长年咳嗽、咳痰、发热的慢性感染性疾病患者，体内的肿瘤坏死因子、白细胞介素等各种炎症因子非常丰富，可随时清除产生的肿瘤细胞。这可能是慢性支气管扩张患者不患肺癌的原因。

好吃的食物一般不养生，养生的食物常常不好吃；容易走的路一般是下坡路，使自己得到提升的过程都是费力的上坡路。老天爷总是那么公平。

医者意也

"医者，意也"是汉代的太医丞郭玉提出的，作为御医，医术够高明了吧，但是"医疗贵人，时或不愈"，就是说给达官贵人看病，经常效果不好。"帝乃令贵人羸服变处，一针即瘥"，皇帝就让这些达官贵人穿上普通人的衣服，治疗效果又很好了。

皇帝很纳闷，就召郭玉来"诘问其状"，郭玉就说了这句著名的话"医之为言，意也"。也被后人反复引用，可见其微言大义。

当今有两个行业，教育和医疗，是需要用心、用意才能做好的，这不是制订详细的政策能约束了的。就如同书法、绘画，凭的是"凝神静气"，有谁听说过按照"指南"、教科书就能写出好的书法作品来的？

医生看病也是如此，静下心来，仔细考虑，周密斟酌，治疗效果就好。如果心意乱了，自然谈不上看好病。现在许多患者来诊，先不谈病情，开口就讲自己认识某领导，自己地位有多高，仿佛不是来看病，只是来显摆而已。如郭玉所言"夫贵处尊高以临臣，臣怀怖慑以承之"，哪有心思考虑你的病呀！所以郭玉给王公大臣看病，经常不见好，"时或不愈"。这种人辗转多家医院就诊，病不见好，愈发脾气大，却不知道自己的心态，影响了医生的看病心情，才是根源。

汉和帝让大臣们"羸服变处，一针即瘥"，穿上普通人的衣服，再让郭玉诊病，效果就好了。

陶老师每次坐诊时，一定会把自己的心态调整到最平和的状态，尤其注重全神贯注，用心用意。这种状态也会影响到患者，瞬间让患者放松下来，同样的一剂药，陶老师开出来，就会收到不一样的效果。这种区别很难用当前流行的西医的科研方法进行验证。

《列子·黄帝篇》讲了一个《鸥鹭忘机》的寓言故事：海上之人有好鸥鸟者，每旦之海上，从鸥鸟游，鸥鸟之至者百住而不止。其父曰："吾闻鸥鸟皆从汝游，汝取来，吾玩之。"明日之海上，鸥鸟舞而不下也。

说的是一个渔夫每天出海的时候，鸥鹭就会来到船上，与其相伴。他的父亲听说后，就让他抓一只回来玩。第二天，渔夫带着这样的心态再次来到海上的时候，鸥鹭只是在空中盘旋，不再落到船上。

当一个人动了不良的心机，鸥鸟就会感觉到。"机心内萌，则鸥鸟不下（《三国志·高柔传》）。"当一个医生的心里想赚患者钱的念头占了上风的时候，患者也会感觉到。同样，当一位医生从内心里为患者考虑，替患者着想的时候，他也会感觉到，虽然患者及家属不会表达，没有说出来，但这种感觉是无形的、莫名的。医生"一心一意"想让患者康复的心态，也会传递给患者，这是许多中医大家治则灵验的原因之一。

"医者意也"，这是发自内心的一种仁爱情怀，不是通过制订详细的核心制度、操作规则所能做到的。

> 医生的职业，就是一个讲良心的工作。很难用各种规范来约束。

中医"气"的本质探讨

我们生活当中经常要与"气"打交道，有"空气""天气"，有"香气""勇气"，也有"脾气""寒气"等。在学习中医的过程中，"气"的概念更是无处不在。有

"元气""宗气""营气""卫气"。亦有"精气""血气""病气"。针灸更是"得其气"才能有效。

关于"气"的论述比比皆是:"经脉者,行血气,通阴阳,以荣于身者也。""血气已和,营卫已通,五脏已成,神气舍心,魂魄毕具,乃成为人。""刺营者出血,刺卫者出气。"

学习中医就绕不开"气"的概念。但目前关于气的本质却没有定论,探讨"气"的本质的文章很多,却没有一个公认的解释,无法用仪器测到,

> 学中医离不开"气",但"气"又看不见、抓不着。给攻击中医的人留下了把柄。

更无法用看得见的指标量化,这也是中医饱受诟病,被视为"不科学"的原因。

我们在听诊心脏、测量血压时会听到规律的"咚咚"音,除了节律和简单的音调特点,尚没有人对这个声音的频谱特点进行研究。我们现在多关注的是心电图、脑电图,以及B超、X线等人体的生物信号,对脉搏跳动的声音却忽视了。这是心脏跳动的声音在血管中传递产生的,这个声频的振动在血流动力学中有着重要的作用。我们传统的观点认为,血压是血液流动的主要动力,其实血压只是维持这个振动能量的传递,这个共振能量就是中医所说的"气"。"气行则血行""气滞则血瘀",这个共振能量才是血液流动的功臣。这是一个不同于以往的全新的观点,需要静下心来,仔细体会。

声频振动的产生

世间万物都有共振属性,有自己的固有频率。一间房子

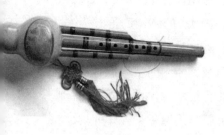

的空间共振频率是固定的，有的人喜欢在空旷的房子里歌唱，就是能够和房子的频率产生共振。但当一个人的卧室的频率与自己不匹配时，就容易导致人精神不振，成为"凶宅"。敏感的人，会感知到这种频率不对，改变一下家具的陈设，也就是改变了这个空间的频率，很可能就与人的频率接近了。风水大师的灵验很可能就是这个原理。

所有的管乐器都是共振腔原理，口嘴处发出的声音在管腔中共振，随着指孔的开合变换发出不同的声音。

整个血管系统也是一个密闭的腔，心脏瓣膜发出的声音相当于口嘴，动脉上分出的支气管动脉、肝动脉、脾动脉、肾动脉就相当于乐器上的指孔，如有开口血流的变化，就会影响到整个管腔的共振频率。分析血管中声音的频谱特点，

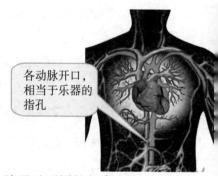

各动脉开口，相当于乐器的指孔

就可以判断各个器官的功能状态。心脏通过不同的频率，调控不同器官的血流。舒张压的作用就是要保持血管的紧张度，让血管"绷紧"，以利于这种共振波的传递。这是一个鲜为人知的血流动力学机制。

血管中的"咚咚"音是一个复合音，通过傅立叶转换，可以分解成多个声音。这就如同白光可以分解成七色光一样。在《黄帝内经》中提到，宫、商、角、徵、羽对应着人

体的脾、肺、肝、心、肾五脏，与现代音乐中的C，D，E，G，A大调相对应，这是自然界中固有的音调，称之为"乐音"，五脏是人体内的实体器官，也是最容易共振的部分，人类就是在这样的声音中进化而来，体内的组织器官也与之适应，所以我们听了标准音调的音乐就觉得很享受，而"唱跑调"时，就觉得不舒服。这种影响是通过与人体的内部频率产生共振来体现的。

现在C调1音的频率对应的是261.6 Hz，这也不是随便定的，而是以冬至时，大地发出的声音为准，也就是《千字文》所说的"律吕调阳"。可见，标准的宫、商、角、徵、羽是自然界中的固有的声音，人在这个自然环境中进化而来，每个细胞、每个器官都是与之相适应、紧紧吻合的。

这个设想最早是我们在研究气道内声音的共振时发现的，振动的气流会明显减轻气道阻力，促进远端肺泡的复张，促进氧气的交换，从而联想到血流中的声音振动也可能会对血流动力学有影响。

共振与中医"气"的关系

血液之所以流动，目前公认的观点是由于心脏收缩产生的压力推动的，同时产生血压。但心脏的功率只有1.5 W，如果靠体外循环机来维持全身血液的流动，则需要至少30 W的功率。可见心脏正是利用最小的功率，推动血液的流动。人体的血管总长度可达数百万千米，大多数细如发丝，有的受肌肉、组织的挤压，如果单靠压力保证血管的充盈，不好解释。如果血管中复合一个共振频率，不同的频率，对应不同的器官，就可以解释了。

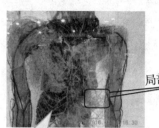

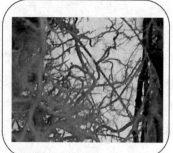

局部放大

人体的血管网

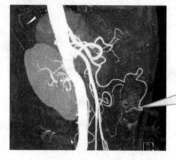

这些细小血管的末端，单纯靠压力保证其充盈不好解释。而利用共振的道理，就可以解释了

这个振动能量就是"气"，中医认为"气行则血行"，血中有了"气"，才能"气脉通畅"。而"气血不畅"，不光指血流慢，更主要指血流中的共振能量减弱。"血为气之母，气为血之帅"，意思是"气"是指挥血液分布的统帅，血液只是储存气的场所，不同的共振频率，决定着不同器官的充血状态。例如生气、愤怒时，肝的频率会加强，机体会增加肝的血流，升高血压，所谓"气得肝痛"，为"冲锋、报仇"作准备，这样必然减少其他器官的血供，所以生气后会有心绞痛发作、胃病加重。在古代打仗，有"催命鼓，救命锣"的说法。肝是体内最大的实体器官，共振频率也最低（相当于低音E大调），所以击鼓的低沉声音对应的是肝气，

是进攻的号令；高调的鸣锣音，则泻肝气，是收兵的信号，体现了音调对器官的影响。"气行则血行，气滞则血瘀"，当身体的共振频率减弱的时候，血液流动的阻力加大，人就没有精神，拖不动腿。歌唱能增强人体的共振能量，消解人们心中的郁闷情绪，"音乐疗法"正形成一种治疗手段，应用于抑郁症、失眠患者。

现在自闭症的孩子越来越多，很可能是孩子在发育的过程中，缺少了良好的、自然的共振频率的影响，或受到了机器噪音、辐射等不良气场的影响，孩子的经络发育发生偏倚，某些频率的经络增强，有些就明显减弱了，也正是老百姓讲的"开一根筋，就闭一根筋"。以前的孩子，在自然界的风声、流水声中长大，没有噪音污染、光的污染，极少听说有患自闭症的。所以大城市里家境优越的孩子患自闭症的明显增多。海豚可以治疗自闭症，我认为很可能是因为海豚的阳气特别旺，发出的声频唤醒了孩子沉睡的那根筋，露出了难得的笑容。海豚在寒冷的水下，身上裹着厚厚的脂肪，常年处于闭藏的状态，所以是阳气最旺的动物之一。

大猩猩有个招牌动作就是捶胸顿足、击打胸口，这是动物本能的反应，其中却蕴含着中医的智慧。大猩猩击打的穴位正是膻中穴，主气喘、心悸、心烦等。当我们心烦的时候，拍打一下这个穴位，就会感觉舒服些。膻中穴正是主动脉弓的顶点，心脏射血后，血流在这里有180°的转弯，与主动脉迅速关闭的第二心音相呼应，血流中就产生了一个共振波。"捶胸"可增加这种振动的能量。这也是心包经的募穴，是能量最为集中的地方。

如果把人体比作一把管乐器，心脏只是发声部位，而共振最强的却是"膻中穴"的位置，这个共振波如同水的波纹，向四周一圈圈散开，不过不是圆形的，而是"人"形的。

如果把水的波纹拉伸成"人"的形状，就是下面的过程：

每一圈上的频率是相同的，也就是下面所提到的经络。

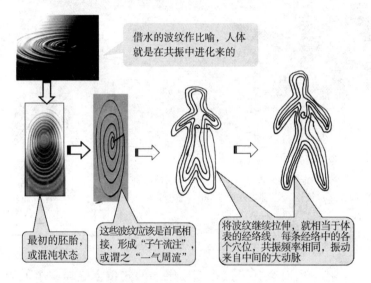

借水的波纹作比喻，人体就是在共振中进化来的

最初的胚胎，或混沌状态

这些波纹应该是首尾相接，形成"子午流注"，或谓之"一气周流"

将波纹继续拉伸，就相当于体表的经络线，每条经络中的各个穴位，共振频率相同，振动来自中间的大动脉

"气"与经络的关系

血管中的共振波，如同涟漪一样，沿着血管向四周散开，每一圈上的各个点，频率是相同的，代表着一条经络，也就是说，经络是由共振频率相同的点组成。每条经络如同琴弦一样，有着共同的频率。拨动一个点，这条经络上的其余点就会产生共鸣，所以当我们按压足三里的时候，就会缓解胃的痉挛，因为足三里和胃在一条经络上。这种解释希望能解开"经络"的奥秘。

自然界的乐音中，主要的是五个音，对应着五脏，西方音乐是七个音，再加上半音，一个8度音可分为12个音阶，很可能对应人体的12条经络。动物可能没有这么多，所以只有人成为万物之灵。12条经络首尾相接，构成一个超级和谐的共振体。

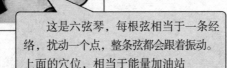

这是六弦琴，每根弦相当于一条经络，扰动一个点，整条弦都会跟着振动。上面的穴位，相当于能量加油站

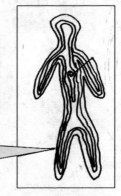

人体就是一个超级和谐的共振体，按摩一个穴位，整条经络都会跟着振动，这是按摩、针灸的奥妙所在。如针灸足三里，能缓解胃痉挛，因为足三里是胃经上的一个穴位

有一项研究，通过在下肢末端的穴位上施加一个低频的共振，在相应走行的经络上测到了这个频率的信号，其他部位则没有。文章中测得的胃经的频率是32 Hz，脾经是27 Hz，肝经是25 Hz，膀胱经是28.7 Hz，肾经是21 Hz，这个频段虽不在声频的范围内，但也验证了经络上的各个点，是频率相同的，但结论认为经络是低频信号的良导体，与筋膜关系密切，不敢苟同。也说明很少有人认识到经络的共振属性（见郭小溪·足三阴经、足三阳经五输穴的特征性振动频率研究）。

多年来，许多的研究人员试图找到"经络"的解剖基础，有的认为与神经有关，有的认为经络有导电性，有的认为经络周边的钙离子富集，最后都没有提供令人信服的证据。所以从共振频率的角度研究经络，有可能解开经络的本质。

自从认识到中医所讲的"气"和"经络"都与血管中的共振能量相关，先前对于中医的一些模糊认识逐渐清晰，"气血通畅"不仅指的是血管通畅，更重要的是有充足的共振能量，血液携带这种能量到达全身，血液只是这种振动的载体，血流的振动频率决定血的分配。如果血液中的这种振动波减弱了，血流也会变慢，也就是常说的"气滞血瘀"，近期是瘀块，远期则可能恶变为肿瘤，故"血液聚而生瘤肿也"（见李玉林·病理学第七版）。中医认为"怒则气乱"，乃血流的共振频率紊乱，阻力增大，所以血压会升高，这很可能是高血压病的主要发病机制。中国传统的保健养生方法"气功"，主要讲究调整自然之气和先天之气的和谐关系。这里的"气"，很可能就是指经络中的共振频率，只有身体的共振频率和谐了，才能达到练习气功的最高境界。另外，利用这个原理，还可以解释一些日常现象，如按住一侧的股动脉，不会导致血压的骤升，坐位与立位时，人体各部位的血压波动并不大。双侧上肢的血压并不一致，多数是右侧高于左侧，并且下肢的血压高于上肢，如果按照"血压是由心脏收缩产生"的原理，这些都难以解释。

我们在临床中发现，许多支气管扩张的患者，只要一生气就会出现咯血。这是因为，该类患者本来就很容易咯血，当心情不好时，血管的共振频率就减弱了，肺里的血容易淤滞，从而咯血。正常的人，如果经常心情压抑，肺里的血液流动慢，短期会形成肿块，时间一长，就是肿瘤。所以说，肺癌也是情绪病。

这种共振作用也是一个人"气场"的来源。不同的人有不同的气场，共振频率相近的人，就会"相见如故""一见钟情"（不一定是频率相同，更可能是谐波）。据说正常人的气场半径范围是0.81米，阳气旺的人，气场足，能影响数米远。有的人一出场，会给周围的人带来轻松祥和的气氛，说明他的身体共振频率非常和谐，而有的人会给周围人带来紧张与不安，敏感的人会感受到这种气场。《列子·黄帝篇》中《鸥鹭忘机》的寓言就说明了这个道理。在图书馆看书效率高，就是因为有学习的氛围，也就是"气场"。聪明的家长会在家中制造这种气场，让孩子在不知不觉中安静下来学习。有的家长，强压心里的怒火来安慰孩子，是没有用处的，孩子本能地就感知到了。

不同的物种也有不同的气场，单从心率上就有体现。这主要是由体型决定的，体型越大，心率越慢。大象只有20次/分，人类是80次/分，小狗可达200次/分，小鼠竟高达500~700次/分。儿童和成人也不一样。心脏一定会寻找一个与机体共振的频率，因为那样最省力。

常常听说心脏移植的患者性情大变，因为这相当于把萨克斯的口嘴，换成了唢呐的口嘴，整个血管的共振状态就改变了。有位老大爷，移植了一个年轻人的心脏后，特别喜欢红色，人也变得活泼起来。由此可以推断，人的精神状态、喜好、是否抑郁，很可能就是由于血管内的共振频率决定的。心情不好的时候，唱唱歌，听听音乐就会好起来，也能说明这个道理。

还有一位40岁男性，查体的时候，发现心率慢，每分钟只有40多次，于是建议放一个起搏器，把心脏的频率提高到至少60次，因为这是"正常值"。自从放了起搏器后，他就变得精神不

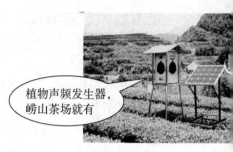

植物声频发生器，崂山茶场就有

振，优柔寡断，工作效率下降。他本来是公司里主管业务的副总，性格开朗，工作热情高，办事果断。后来不得不休假在家。这很可能是因为改变了心脏的频率，也改变了整个身体的共振状态，不协调了，总"踩不到点上"。所以，针对抑郁症、自闭症的患者，如果能测出其身体的共振状态，就有可能改变其心情。

植物也有自己的共振频率。有一种设备是"植物声频发生器"，通过发出声频，与一些植物产生共振，可增产30%~70%，我曾在崂山茶场考察过这台设备，是中国农业大学侯天鸣教授发明的，有8个声频选择，有连续的、有间断的，每天应用2~3个小时，如果连续应用，人也受不了，相当于很大的噪音。

植物通过光合作用蓄积能量，是不是也会从自然界的声波中吸收能量？植物就是在自然界各种能量的抚慰下进化来的，不可能不受影响。或许这是一种不为人知的植物生长机理。我们常说的不同地域的药材，具有不同的药性，除了与水土有关，还可能与当地的地形形成的频率有关。一棵树、一

座山，都有其固有的频率，心情不好的时候，到树林里、山上走走，我们称为"散散心"，也会从中吸取能量。古人认为树是有生命的，可以对话，伐树要提前打招呼。

初步研究

我们制作了一套声音提取设备，进行了初步的研究。采集的是双侧上臂的搏动音，方法同测量血压。我们之所以测量上肢动脉搏动的声频信息，而不是心音和下肢的声音，是有根据的。古人通过"独取寸口"，即可推测人体生理、病理状况，"十二经皆有动脉，独取寸口，以决五脏六腑死生吉凶之法（《难经·一难》）"。可见通过触摸桡动脉，就可以获取五脏六腑的信息。而肱动脉与桡动脉是串联的，其信息量是一样的。

但左右两侧的声频信息具有不同的意义。右手腕处称寸口，也称气口，左侧称人迎。由于解剖结构的关系，心脏射出的血流在主动脉弓处有一个180°的转弯，与主动脉瓣的关闭音产生类似回音的效果，使血管内的震颤波得到加强，即膻中穴的位置。右锁骨下动脉没有经过这个主动脉弓，代表体内"阴"的一面，而左侧锁骨下动脉经过主动脉弓后，震颤波加强，代表体内"阳"的一面。双侧脉搏特点不仅能诊病，还代表不同的疾病，原因就在此，故有"左手心肝肾，右手肺脾命门"一说。中医古典著作中，这种理论多有提及，"心肝居左，肺脾居右。肾与命门，居两尺部。左为人迎，右为气口（《濒湖脉学》）"；"气口候阴，人迎候阳也（《黄帝内经·四时气》）"。所以，两侧桡动脉接收到的血管的共振波包含不同的疾病信息，名老中医触诊时"只可意会，不可言传"的部分很可能就是共振波能量的不同。

如果是取心音进行分析，不仅缺少中医理论的指导，由于没有经过主动脉弓的"加工"，其信息量并不"丰富"。而下肢动脉解剖双侧是对称的，其在疾病诊断中的作用在古代文献中很少提及，缺少理论指导。也有人采集脉搏跳动的振动波，这种物理振动波和声波相比，包含的信息量太少了，也与五音难以对应。亦有人采用多普勒超声测量血流速度，也能播放血流的"声音"，但这是模拟声音，并不是真正的血流声音。所以也无法用超声对脉动音进行研究。

我们采集的部分人群的脉动音频信号，发现不同疾病有明显不同，左右也有区别。

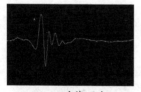
1. 心功能不全

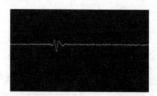
2. 肺纤维化，脉呈阴虚阳亢

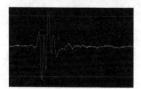
3. 肺部感染，左上肢

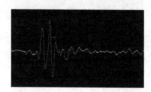
4. 与3为同一患者，右上肢

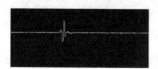
5. 肿瘤多发转移患者，伴下肢水肿

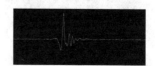
6. 肿瘤晚期，精神好

我们发现，肿瘤患者的波形单一，"不丰富"，也就是气滞状态，自然导致血液淤滞在某一地方，日久生瘤。所以现在认为，肿瘤是一种情绪病，长期心情压抑是重要的诱因。

对其中三例利用matlab软件编程分析后的结果：

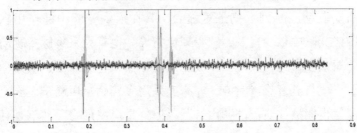

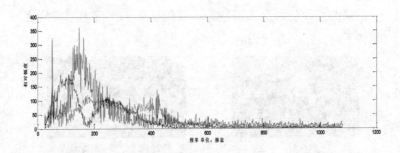

图中的黑、蓝、红线分别是肺部感染、肺纤维化、心功能不全患者的上臂血管声音信号，其频谱特点是有明显区别的。提示不同的疾病，血管中的振动频率的组成是有规律可循的。

意义

这个原理如能得以证实，就可以研制感知人体频率的设备，利用这个设备，可以检测一个人的身体共振状态，评价健康状况，诊断疾病。如果肝经的频率紊乱了，就是肝生病了。这可能是有经验的老中医诊病的原理。动物有许多特异的功能，狗的嗅觉异常灵敏，但是人类中的调酒师经过训练，能辨别超过两万种味道；一种蝎子，没有视觉，但能感知地下昆虫微弱的振动；真正的中医师，经过潜心练习，一定也会具备感知脉搏振动的微弱差别。这不是平常人所能理解的。弦脉、浮脉、滑脉，不同的脉象包含的信息不同，很可能就是振动频谱的差别。我们单纯通过听声音，也能分辨出几十位熟悉的人，但要讲出每个人的声音特点，却有难度。中医师很可能就是通过手指"听"患者的脉搏音。

如果能检测人体的振动能量，也就是"气场"，还可以判断两个人是不是合得来，能不能结婚。一对夫妻，相处日久，气场会互补，一强一弱，一阴一阳，和谐共处。如果二者的气场是一个方向，是"同"，而不是"和"，就难相处了。最重要的是，我们还可研究一种探测恐怖气场的设备，在机场、火车站等场合，可以快速发现居心不良的恐怖分子，因为充满杀机的人，表现出来的气场一定有其特点。

此灵感源自中医理论，再利用现代技术进行验证。这有可能改变目前对动脉循环理论、高血压病、缺血性疾病等的认识，改变我们的临床思维和行为，为制造新的疾病诊断仪器提供理论基础。如在膻中穴安放一振动源，施加不同频率的振动能量，就可能明显改善躯体的血供，排除郁闷之气。在颈动脉处施加一合适的振动能量，可有效疏通脑血管，治疗脑栓塞等。

中国传统医学中关于"五音对五脏""气行则血行"的理论，世代传承，定有其道理。脉动的声音频谱有可能是研究这种机理的突破口，所以有必要对血流中的声频共振，在机体器官血液分配及维持人体经络中的作用，做深入的研究。期待能够在解释中医"气""经络"的概念上做一些探索，让"气"和"经络"能看得见、摸得着。这可能并不玄虚，完全可以量化分析，以此建立起中西医结合的桥梁，有利于中医的推广，并为新的诊断设备的研发提供理论依据。

音乐疗法的生理基础

> 这是参加2017年全国音乐治疗大会时提交的交流文章。部分内容与前文有重复。

根据《黄帝内经》中五音对五脏的理论，探讨音乐对人体产生治疗作用的生理基础。根据前期所做的部分工作，推测血管振动的声音中包含了丰富的频谱信息，至少可以分解为宫、商、角、徵、羽五种音调，对应着脾、肺、肝、心、肾五脏。五脏本身就具有自己的共振频率，不同的音调会对不同的脏器有作用，这很可能就是音乐疗法的生理基础，为进一步的研究提供了一种思路。

"药"的繁体是"藥"，下半部是繁体的"乐"，即音乐本身就是药。在古人眼里，这是极自然的事情。

"乐"的演变过程：

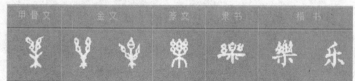

"药"的演变过程：

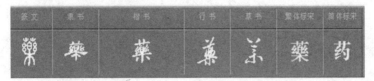

在我的家乡潍坊，至今方言中读"药"仍是发"乐（yue）"的音。这也是方言文化中化石级的遗留吧。

为什么古人把音乐当作一种治疗疾病的药呢？《象形字典》中认为：药是快乐的神草，即解除病痛、使人舒服的草木材料。篆文承续金文字形。隶书将篆文的"艸"写成"艹"。

这种解释有些牵强，我认为远没有这么简单。

道家认为"天人合一"，人生于天地之间，能精确地进化成现在的样子，必然与自然界的一切息息相关。我们身体中的各个器官就与自然界的声音有密切的联系。《黄帝内经》的五行学说认为，肝、心、脾、肺、肾五脏，分别对应着木、火、土、金、水；亦对应着青、红、黄、白、黑五色；亦对应角、徵、宫、商、羽五音。另外还有五谷、五味等。

宫、商、角、徵、羽五音，相当于现代音乐中的C、D、E、G、A大调，对应着261.6 Hz、293.6 Hz、329.6 Hz、392 Hz、440 Hz，分别与脾、肺、肝、心、肾五个主要的脏器产生和谐共振。这是自然界中固有的音调，称之为"乐音"。五脏是人体内的实体器官，也是最容易共振的部分，人类就是在这样的声音氛围中进化而来，所以我们听了标准音调的音乐就觉得很享受，而"跑调"时，就觉得不舒服。我们不会讨厌流水声、秋虫的鸣唱、树叶的哗哗响，是因为在我们身体细胞的深处，一定保留着与之对应的一段基因。

吃饭的时候，播放宫调的音乐，胃就会产生共鸣，促进食欲；这时如果播放角调的音乐，就不舒服。因为角调的音乐，相当于冲锋的号角，属肝木，克脾土，所以我们活动后自然也不想吃东西。古代打仗，有"催命鼓，救命锣"的说法，低沉的鼓音，相当于低音的E调，鼓舞肝气，激励士兵向前冲。而高调的金属音，入肺，克肝，泻肝气，是撤退的信号，也是救命的信号。舞厅里的低沉的音响，也有鼓舞肝气的作用，能让人们不知疲倦地跳舞。

为何人体的五脏会对应着宫、商、角、徵、羽五音？不能因为古人这么说，我们就盲目相信。

其实人体本身就是一个超级和谐的共振体。我们的血管中始终回荡着一个"咚咚"的声音，我们测量的血压，就是靠这个声音来判断的。也就是说，我们的血液一直在歌唱。

这个声音传统的解释是心脏跳动的声音，其实是从主动脉弓处发出的。主动脉弓的位置就是著名的"膻中穴"的位置，这是人体最大的募穴，是能量的发源地。大猩猩有个招牌动作是拍打胸前，其实是给自己增加能量，我们心情不畅的时候，也会拍拍胸口处，就舒服些，也是增加血液的共振能量。

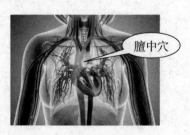
膻中穴

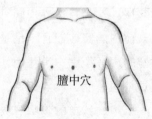
膻中穴

心脏射出的血，在主动脉弓处有一个180°的急转弯，血管中的共振能量由此产生。膻中穴发出的共振能量一圈圈地向外扩散开，沿着血管分布。相同共振频率的区域，构成了我们的经络。这种对经络的成因的解释，是一种鲜为人知的观点。

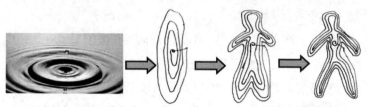

借水的波纹说明　　　如果把一个人揉成一　　这种波形沿着血管
　　　　　　　　　　团，就是这种向外扩　　走行，就形成了体
　　　　　　　　　　散的波形　　　　　　表的经络

一个八度音，包括十二个音阶，很可能对应着十二条经络，其中包括最基本的宫、商、角、徵、羽五音，谓之"五音十二律"。所以说，标准音调的音乐，能活跃人体的十二条正经，音乐疗法的机理应该从这方面寻找突破。

经络就是共振频率相同的点。一条经络就相当于一根琴弦，拨动一个点，整个弦都会振动。所以我们按摩小腿上的足三里，就会缓解胃的痉挛，因为它们都在胃的经络上。肾经弱了，就会耳鸣，因为肾的频率很可能和耳朵的频率不匹配了，相当于广播电台和收音机的频率不一致了，所以耳鸣的声音也类似于收音机的噪音。

肺经对应着商调，手太阴肺经的第一个穴是"少商"（见右图），意

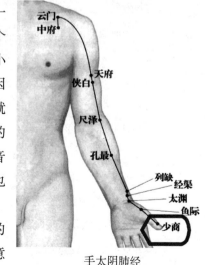

手太阴肺经

思是比商调要低一点。琴弦的两端，音调也不太准，有些偏差。可见古人给穴位起名字，是很讲究的，是有根据的。

人在生气的时候，肝经旺盛，血向肝和头上涌，所以容易患脑血管病。我们如果用商调的音，就会克角调的肝，也就是中医讲的"金克木"，以此很可能用来治疗脑中风。

所以，在音乐疗法中，不同的音调对不同的器官有治疗作用，并不是随便一个音乐就可以拿来治病的。本来肝气瘀滞，再用激昂的角或徵的音调来治疗，就会适得其反。如果我们提前检测一下，体内哪个频段弱了，需要加强一下，则有目的地施加某一种音调的音乐，如果哪个频段过强了，则按照五行相克的理论抑制一下，可能治疗效果会更好。这也符合当前流行的精准医疗的概念。目前我也在做这方面的研究，发现不同的疾病，血管中的声音频谱有明显的不同。进一步的验证，则需要声学物理的专家协助。或许将来某一天，我们根据患者的脉搏音频特点，进行六经辨证，开出不同的音乐治疗处方。

血管中的这种共振频率，在血液的运输中起着重要的作用。心脏绝对不是单靠压力输送血液的，血压仅仅是为了维持血管保持弹性而已，而血管的弹性也是为了传递这种共振频率。心脏的功率只有1.5 W左右，却有着不可思议的效率。下图中所示的细小的血管，如果单靠心脏的压力，是很难保证血供的，更何况比这个更细小的无数毛细血管了。我们睡觉时压住的地方，并没有缺血坏死。这些司空见惯的现象，仔细思考却经不起推敲，不得不怀疑当下的血流动力学理论。如同水泥浇灌车，如果没有振动，单靠压力，很难把黏稠的水泥挤到远处。

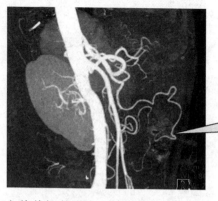

这些细小血管的末端，单纯靠压力很难保证其充盈

这种共振能量很可能就是中医所说的"气"，按照这个解释，"气行则血行，气滞则血瘀"就好理解了。

以前我对中医能通过脉诊判断疾病感到怀疑，但现在我是深信不疑。这其实是用手指感受血管的振动频率。我们可以轻松地通过听声音把几十个熟悉的人分辨出来，说出每个人的名字，大致的声音高低、粗细、快慢等特点，却不能详细地讲出每个人的声音频谱特点。老中医摸脉时，其实是用手指在"听血管的声音"，也能大致知道弦脉、滑脉、细脉等，却很难详细表述每种脉的特点，谓之"指下了了，心中难明"。知道是什么病，就是讲不清楚。利用现代技术，可以把这个血管的声音提取出来，通过频谱分析，得到不同疾病的频谱特点。这也是我目前正在做的工作，这需要大样本的归纳，希望以此建立起中西医结合的桥梁。

人体的血管系统类似于管乐器，如下图中的葫芦丝，心脏射出血液，相当于吹嘴，血管主干上的各个开口，相当于指孔。血管中的振动频率，可以决定不同开口的血流量。所以，我们给予不同的振动频率，就会改变不同器官的血流量。即不同的音乐，入不同的经络。

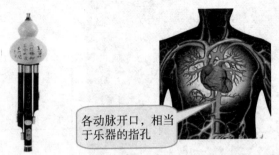

各动脉开口，相当于乐器的指孔

　　既然人体内本来就回响着美妙的音乐，也是血流动力中不可缺少的一种力量，这种能量和外界的音乐相呼应，就会得到调整。这很可能就是音乐疗法的生理基础。音乐本身就是一种药，而且是调"气"、调"神"的更高层次的治疗药物。

　　不仅是五音，青、红、黄、白、黑五色也与五脏相对应。因为这五种颜色也是由不同的波长决定的，不同的颜色，对五脏的影响是不一样的，所以现在产生了一门新的学科——色彩治疗学。五味就更不用说了，不同气味的中草药，入不同的经络，这在《神农本草经》等医书中反复提及。这没有什么奇怪的，人是在天地之间进化来的，必然和这个星球上的一切有着千丝万缕的联系。这是中医的"哲学"思想，而研究为什么会有联系，是哪种分子机制起的作用，则是西医的"科学"思想。

　　在研究的过程中，我也发现，人体内部的这种共振能量，可以影响四周的人，这就是一个人的"气场"。普通人能影响一米左右，阳气旺盛的人，特别是一些伟人、活佛，气场很足，能影响数百米远。活佛通过修行，本身具有良好而充足的共振能量，给一个物件"开光"的时候，我觉得就是把自己的共振频率传递到这个物件上，给持有者带来好运。如同磁铁把另一个物体磁化一样。气场相近的人，会一见如故，甚至一见钟情，很谈得来，如同大三和弦；身体的共振频率不和谐的人，再门当户对，也结合不到一起。

即使是精准的方案，音乐疗法也不是每个人都会有效果。接受治疗的人首先要有接收音乐的能力。如果患者对音乐不感兴趣，或者心烦意乱、心不在焉，再好的音乐也不能导入体内，起不到作用。如同一幅绘画作品，画家用心用意地把自己的思想通过画笔表达在作品中，凝聚了画家的"神"，欣赏画作的人同样用心用意地体会，才能感受到这份意境，和创作者的神相通了、接收了，就谓之"传神之作"。

人有三宝：精、气、神。西医认可的是化验检查、仪器设备能看到的疾病，相当于物质的"精"的层面，而中医重视的是更高层次的"神"的层面，音乐疗法就是要打动患者的"神"。"精"和"神"之间需要"气"来推动转化，中医的"气"就是前述的血液中的共振频率，这种共振作用充足而丰富，人的精神头就足。有的人长了一身肉，"精"有了，就是没有精神，这就是"气虚"的表现，无法"炼精化气，炼气化神"。所以，音乐疗法的前提是先让患者的身体定下来，心神静下来，再播放其感兴趣的音乐，根据其身体的状态，选择不同的音调，针对性地作用于不同的经络脏器，这样才能起到治疗作用。

作为呼吸内科的医生，我是在研究声音振动对肺泡的影响的过程中，领悟到在血液的流动机制中，很可能会有声频共振的作用，这是外界声频对此产生互应的生理基础，或可指导音乐疗法。这是一种鲜为人知的观点，也很难找到参考文献，未必完全正确，但相信古人是不会骗我们的。我们可以"大胆假设，小心求证"，最终揭开音乐疗法的机理。

药物与食物

食物与药物本是一回事

食物与药物本来是没有严格区分的，起源是一样的，谓之"药食同源"。这里的药物当然是指中药类，绝不是西医的抗生素、降压药。

自然界中的植物、动物和矿物质，有的对人体有益，有的有害，我们的先人为了避开毒素的伤害，做了大量的尝试，"神农尝百草之滋味，水泉之甘苦，令民知所避就。当此之时，一日而遇七十毒（《淮南子·修务训》）"。在古代原始社会中，人们在寻找食物的过程中发现了各种食物和药物的性味和功效，认识到许多食物可以药用，许多药物也可以食用，两者之间很难严格区分。

其实，所有的动植物、矿物质也都是属于中药的范畴，中药是一个非常大的药物概念。凡是中药，都可以食用，只不过是一个用量上的差异而已，毒性作用大的食用量小，而毒性作用小的食用量人。因此严格地说，在中医药中，药物和食物是不分的，是相对而言的。药物也是食物，而食物也是药物；食物的不良反应小，而药物的不良反应大。

食物与药物的属性

不管是药物还是食物，都具有温、热、寒、凉四种属性，也就是具有偏性，即使我们吃的小麦，也是稍偏热的食物，如果按10分制，可以算是+0.1分，再热性的食物有羊肉、狗肉等，算是+1分，这些都可以作食材，人体都可以接受。再热的有白酒、人参、小茴香，是+2~+5分，人吃多了就成了热性体质，不宜多用。而乌头、附子、细辛，足有+8~+10分，不能随便服用，这就是药物了，是用来中和寒性体质的。

没有绝对不偏的食物，我们常吃的大米就偏寒性，因为是水生的，适合南方人；青稞是高热的，适合高寒地区的人。饮食中热性和寒性的食材要搭配食用，没有人会用八角、茴香炖羊肉，那样是热上加热，不好吃；蘑菇生长在阴暗潮湿的地方，是阴寒的，所以用来炖热性的鸡肉，这样吃了舒服；现在的辣子鸡、炸鸡翅，并不是合理的吃法，是热上加热，大人吃了易上火，孩子吃了容易导致多动症和早熟。家长喂孩子吃炸鸡翅，再领着孩子去医院看多动症，也是火上加火，家长却蒙在鼓里，不知道是为什么。

根据食物的偏性大小，卫计委在2015年公布了一个目录，包括三部分，第一部分既是食物，又是药物，也就是寒热属性相当于±1分的，人吃了不至于把体质吃偏了；第二部分可作为保健品，不可当食物经常食用，偏性在 ±2~±5分之间，用于亚健康状态的这部分人；第三部分就是药物，即使在保健品中也不准用，偏性在 ±5~±10分之间。

第一部分偏性在 ±1分，既是食品又是药品的物品名单：

丁香　八角茴香　刀豆　小茴香　小蓟　山药　山楂　马齿苋　乌梢蛇　乌梅　木瓜　火麻仁　代代花　玉竹　甘草　白芷　白果　白扁豆　白扁豆花　龙眼肉（桂圆）　决明子　百合　肉豆蔻　肉桂　余甘子　佛手　杏仁（甜、苦）　沙棘　牡蛎　芡实　花椒　赤小豆　阿胶　鸡内金　麦芽　昆布　枣（大枣、酸枣、黑枣）　罗汉果　郁李仁　金银花　青果　鱼腥草　姜（生姜、干姜）　枳椇子　枸杞子　栀子　砂仁　胖大海　茯苓　香橼　香薷　桃仁　桑叶　桑椹　橘红　桔梗　益智仁　荷叶　莱菔子　莲子　高良姜　淡竹叶　淡豆豉　菊花　菊苣　黄芥子　黄精　紫苏叶　紫苏子　葛根　黑芝麻　黑胡椒　槐米　槐花　蒲公英　蜂蜜　榧子　酸枣仁　鲜白茅根　鲜芦根　橘皮　薄荷　薏苡仁　薤白　覆盆子　藿香

第二部分偏性在 ±2~±5分，可用于保健食品的物品名单：

人参　人参叶　人参果　三七　土茯苓　大蓟　女贞子　山茱萸　川牛膝　川贝母　川芎　马鹿胎　马鹿茸　马鹿骨　丹参　五加皮　五味子　升麻　天门冬　天麻　太子参　巴戟天　木香　木贼　牛蒡子　牛蒡根　车前子　车前草　北沙参　平贝母　玄参　生地黄　生何首乌　白芨　白术　白芍　白豆蔻　石决明　石斛（需提供可使用证明）

地骨皮　当归　竹茹　红花　红景天　西洋参　吴茱萸

怀牛膝　杜仲　杜仲叶　沙苑子　牡丹皮　芦荟　苍术

补骨脂　诃子　赤芍　远志　麦门冬　龟甲　佩兰　侧柏叶

制大黄　制何首乌　刺五加　刺玫果　泽兰　泽泻　玫瑰花

玫瑰茄　知母　罗布麻　苦丁　金荞麦　金樱子　青皮

厚朴　厚朴花　姜黄　枳壳　枳实　柏子仁　珍珠　绞股蓝

胡芦巴　茜草　荜拨　韭菜子　首乌藤　香附　骨碎补

党参　桑白皮　桑枝　浙贝母　益母草　积雪草　淫羊藿

菟丝子　野菊花　银杏叶　黄芪　湖北贝母　番泻叶　蛤蚧

越橘　槐实　蒲黄　蒺藜　蜂胶　酸角　墨旱莲　熟大黄

熟地黄　鳖甲

第三部分偏性在±5~±10分，保健食品禁用，只能用作药物的名单：

八角莲　八里麻　千金子　土青木香　山莨菪　川乌

广防己　马桑叶　马钱子　六角莲　天仙子　巴豆　水银

长春花　甘遂　生天南星　生半夏　生白附子　生狼毒

白降丹　石蒜　关木通　夹竹桃　朱砂　罂粟壳　红升丹

红豆杉　红茴香　羊踯躅　山慈姑　京大戟　昆明山海棠

河豚　青娘虫　鱼藤　洋地黄　洋金花　牵牛子　砒石（白砒、红砒、砒霜）　草乌　香加皮（杠柳皮）　骆驼蓬　鬼臼

莽草　铁棒槌　铃兰　雪上一枝蒿　夹竹桃　斑蝥　硫黄

雄黄　雷公藤　颠茄　藜芦　蟾酥

上面这些食物或药物，均具有温、热、寒、凉的属性，用以纠正人体的寒、热、虚、实。对于第一类，因为性质平和，可以随便食用；对于第二类、第三类，需要在中医理论

的指导下应用，这样才能称为中药。

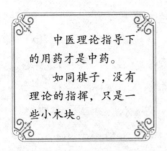

中医理论指导下的用药才是中药。

如同棋子，没有理论的指挥，只是一些小木块。

所谓的中药，就是在中医理论指导下的用药，就是在用这些药物前，先用中医理论评价一下患者体质的寒热虚实、阴阳表里情况，是偏向了哪一侧，偏了多少。如果一个人的体质是寒性的，大约有−7分的寒性，那么我们就需要用+7分的热性药物去平衡。所以在中医理论指导下的用药才是中药，即使是一把土、一撮灰，或西方传过来的香料，都是中药。

屠呦呦研究员的青蒿素虽然得了诺奖，但青蒿素并不属于中医中药的范畴，因为没有中医辨证指导下的应用，这只能是中药材中提取的西药成分。和金鸡纳霜、筒箭毒碱、紫杉醇是一样的，是植物提取药，还是西医的范畴。

人体经常食用热性的食物，就会变得狂躁；经常食用寒性的食物，就会变得抑郁。宴席上，桌子上的菜有寒热温凉之分，热的算正分，寒的算负分，如果打完分的话，最后相加是零，那么就是一桌子好餐，不在于有多高档、多贵。这样的饭吃了舒服，不生病。而现在经常见到人们点了一桌充满阴寒属性的海鲜，喝着阴寒性质的啤酒，还嫌不够，啤酒要冰镇的。结果多花了钱，还吃出一身的病来，这些可能是富人，决非贵人。因为贵人"有自知之明"，知道自己的胃需要什么。

生病的人，都是身体出现偏性的人，要纠正人体的偏性，就要用对立偏性的药物。偏性越大，越能纠正人体的疾病状态。

"凡是药都有毒性，越是有毒的药越是好药。"2015年的"两会"上，全国政协委员、北京顺天德中医院院长王承德的一番话，惊倒了会场上许多人。随后触动了舆论敏感的神经，引来骂声一片。

王承德委员当然不是随便说的，人体生了病，从中医角度讲，就是阴、阳、虚、实、寒、热偏了，这时就需要用相对应的一些药物去纠正。酸要用碱来中和，寒要用热来纠正。"若药弗瞑眩，厥疾不瘳（《尚书·说命》）"，意思是服药后不出现眩晕溃乱，就不能治疗严重的疾病。要想治愈厥疾，就要冒着不良反应大的风险，不良反应大，往往正面效用也大。

甘草、大枣倒是温和，没有毒性，但不能作为主药治病，属中庸之辈，要治病还需要有个性的药物。有个成语是"矫枉过正"，这不是贬义词，意思是说要纠正一件事情，必须要偏向另一侧。如纠正酸中毒，要用碱性药物，用中性的白开水怎么行？

阴寒体质的人有一个临床表现就是遇到一件事，首先想到其负面的影响，总想着别人要害自己，叫骂的行为本身泄露了其内心的阴暗，也是临床表现之一。浅薄的舆论绑架了科学，浮躁的快餐般的评论代替了思考。

中药有寒热温凉之分，中医重视的是性质，"用药如用兵"，通过君臣佐使，强调整体的作用；而西医重视的是药理作用，陷入了分析成分、提纯单体的怪圈。

麻黄性热、味辛，外感风寒、高热体痛者，可用它来发汗解表；阴毒内聚、疮口破溃者，可用麻黄通阳活血；风寒束肺、哮鸣咳喘者，可用它宣肺平喘；水湿内停水肿者，可以用麻黄来提壶揭盖，通利水道。如果患者处于出血、出汗、咽喉肿痛的状态，绝对不能用麻黄。但是现在的中医盲目学习西医的理念，将中药按功效分为发汗、泻下、利水、活血、止血、涌吐等等，去性存用，这样教学，就是在毁灭中医中药。

> 寒、热、温、凉的属性是无法用客观指标来量化的。也无法纳入"科学"的体系中来。

药物的寒、热、温、凉四种性质，又称四气，这是一种无形的能量的变化。如鸡肉是热性的，冻的鸡肉人吃了也会燥热；而鸭肉是寒性的，再加热也有滋阴效果。这是中医的认识，而西医只重视其中的蛋白质含量，脂肪含量，热量有多少千卡。

鸡肉、羊肉、狗肉、花椒、白酒等都是热性食材；乌头、附子、细辛属于热性的药物。这些药物或食物，对于阳气衰微或阴寒内盛的人最合适不过，正常人服用就会感觉燥热，加之火性炎上，吃多了会导致"上火"，出现目赤肿痛、咽喉肿痛、面部疖肿、口腔舌面溃疡、牙龈出血、鼻腔出血等症状。

食物或药物所具有的热性与其生长的地域环境有关。不光是一方水土养一方人，植物的性质也是由环境决定的。热性的食物或药物大都生活在寒冷的地带，为了

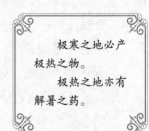

> 极寒之地必产极热之物。
> 极热之地亦有解暑之药。

对抗严寒，就有了热的属性。如小麦，也叫冬小麦，经历了冬天的寒冷，就有热的偏性。春天种的麦子也能长，但就没有那个味。青稞的热性也是来自于高寒的生长环境。附子是大热大辛的药物，却是生长在山沟里的，即使在夏天，那里也是阴寒湿冷，能在那里生存下来，就具有了辛热除湿的药性，并且最好是在大暑与小暑之间采药。如果是种在大棚里的附子，虽然形状相似，却达不到应有的功效，即"有形无气"，相当于野山参和种植参的区别。现在的孩子也是"有形无气"的居多，虽然长得高大，却缺少阳刚之气。

同样是一株橘子，"橘生南方则为橘，生于北方则为枳"。人也是如此，中原大地，物产丰饶，所以人杰地灵、纯朴厚道。

寒性的食物首先就是冰水、冰棍、冰激凌、冰可乐、冰啤酒。中国人的体质不同于欧美人，盲目照搬人家的饮食习惯，非得病不可。美国人对中国人喝热水很奇怪，同样中国人对他们喝冷水的习惯也很奇怪。美国《洛杉矶时报》网站2016年3月12日刊发题为《中国最好的饮料？热水，真的》一文，如果你去美国的餐馆要一杯hot water喝，服务员会睁大惊讶的眼睛看着你，你如果进一步解释是boiling water，服务员会逃跑的，或许你用warm water表达会成功地讨到一杯热水。

谁会想到牛奶竟是阴寒之物呢？

寒性最重的其次就是牛奶，无论在何种温度下饮用。奶是极富营养的，但是只是为初生的婴幼儿饮用。因为婴幼儿是纯阳之体，心率一般都

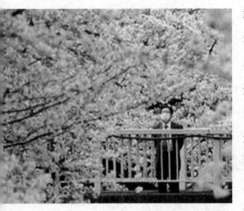

在90次/分以上。只有他们能够消化吸收奶，也就是能平衡奶的阴寒属性。人成年以后，体质改变，就应该停止喝奶，食用温性的食物。但是在所谓的科学其实是商业利益的鼓噪下，人们只看到了牛奶有营养的一面，忘记了自己能否消化吸收。很多人喝完牛奶会出现腹泻或者胀气，西医说是乳糖不耐受。中医认为是阳虚不能胜阴寒，只要在煎煮牛奶时加些热性药物，比如荜拨、高良姜、桂皮就能解决问题。有的人不能消化，一味储存，喝完了也没感觉，结果阴寒在体内积聚，导致糖尿病、肥胖等一系列疾病。这种阴寒体质也是抑郁、哮喘的原因之一，日本自从推广"一杯牛奶强壮一个民族"以来，抑郁、哮喘、鼻炎也跟着增多起来。春天里，到处可以看到戴着口罩欣赏樱花的日本人。

牛奶还有不为人知的一面是可以导致肿瘤的高发，牛奶最大的作用是加快细胞的增生，促进机体的生长，对于外伤的患者还可以，但肿瘤患者饮用就可能促进其复发。本来一头牛的泌乳期大约是15年，奶牛场为了节约成本，通过应用激素，在3~5年内把牛一生的乳汁分泌完，这类激素很可能是导致乳腺癌高发的原因之一。

许多人都知道葱花炒鸡蛋好吃，却不知道为什么好吃。

鸡蛋也是阴寒属性，对于阴液不足、失眠低热的患者，古人用生鸡子黄搅入药液服用，滋阴养心。但是对于阳气不足或者是阴寒内盛的人来讲，鸡蛋就无异于毒药。既然鸡蛋是寒性的，可佐以热的食材，比如中国人习惯用葱花、香椿、韭菜摊煎鸡蛋，外国人也习惯在煎鸡蛋上撒黑胡椒，都是一样的道理。这也从侧面证明鸡蛋是偏寒性的。有人不明白这个道理，创造性地用鸡蛋炒黄瓜、鸡蛋炒苦瓜、甚至炒虾仁，这是寒上加寒，并不好吃。

天地造化，奥秘无穷，任何生物，本来是对立统一的整体，是阴阳平衡体。取其一部分，就有偏性。虾是阴寒的，但如果同时把虾眼吃了，就能平和其寒性，假如虾段的寒性是-3分，那么虾眼的热性功能就是+3分，一起吃了，就是中性的食物，如果只是利用其中的一部分，就成了药物，用来纠正身体的偏性。如果不加辨证，就把身体吃偏了，就是病态。

荔枝性热，吃了上火，但用荔枝皮泡水喝，可解荔枝的热毒；梨性寒，体质虚弱的人吃了会腹胀腹痛，这时连同中间的梨核吃了，就不会有问题；牡蛎的肉是阳性的，牡蛎壳却是潜阳补阴、软坚散结、收敛固涩的；豆腐是寒性的，以前我们用热性的卤水点，来平衡其寒性，而现在大都用石膏点豆腐，石膏是一味寒性药，是寒上加寒，所以不如以前好吃了。

大自然为我们准备了阴阳平衡的食物，遗憾的是，我们经常只吃其中的一部分，把自己吃偏了。为了口感，我们吃的是精米、精面。水果去皮去核，只吃果肉部分。其实糠是五谷的皮壳，作用正好跟胚乳、乳芽相对应，一起吃就不会积痰生火，道家养生吃的就是全麦饭。另外糙米是活的，放在水中可以发芽，而精米就不会。食管癌在古代称"噎膈"，治疗方法就是食用米糠，因为食用精米太多，把身体吃偏了才患的食管癌，需要用与精米相对应的米糠纠正过来。不仅是食物，情绪导致的疾病也需要用相反的情绪来调整，有道是"解铃还须系铃人"。大多数肿瘤都与情绪压抑有关，有的人得知患了肿瘤，立即想开了，放下了，部分患者的肿瘤就自愈了，或是停止生长。只是大多数人做不到这个境界。

我们可以通过烹饪改变食物的阴寒属性，所以体质敏感的人吃煮鸡蛋过敏，但是吃煎鸡蛋就没事，这是因为煎的过程赋予了其一定的能量，平和了其阴寒性质；另外蛋清是寒性的，蛋黄是热性的，混在一起本身就减少了其寒性的一面，所以煎鸡蛋最好是蛋清蛋黄混匀，放一点葱姜，煎荷包蛋就差一些，不好吸收。烤肉比煮肉片更容易消化，能多吃一些。但是吃多了烤面包片或馒头片也容易让人上火。

寒性的药物，本身具有寒毒，用来平衡热毒。正常人吃了，难免损伤正气。很多抗生素属于这一类型。退热抗感染效果明显，但是对肾功能、肠道正常菌群的伤害也显而易见。比如四环素对牙齿的破坏，链霉素对听神经的损伤，中医认为是寒毒伤及肾阳的表现。石膏和大黄也是咸寒的药物，用来清解肺和大肠的热毒，使用不当的话，就会导致泄泻不止。现代人崇尚排毒减肥，长期服用大黄、芦荟类的阴寒泻药，其不良反应会在不久的将来显现出来。

水生的食物大多为寒性的，如鱼虾等海鲜类，即使是水里的禽类，如鸭子，也是寒性，而旱禽如鸡、麻雀，则是热性的。水生的水稻是偏寒的，而陆生的小麦就偏热。

这些食物的寒性，也与其生长的环境有关。如西瓜是寒性的，能解暑，并且沙地里的西瓜最好吃，这是因为夏天沙地里的温度最高，能在滚烫的沙地里怡然自得地生长的西瓜，必定要具有阴寒的性质，以对抗暑气，这样的西瓜人吃了也解暑、利尿。但是现在的西瓜，大多数是大棚里种植，没有以前的味道了，也不解暑、利尿了。在当前造假横行的环境下，有人竟想到是不是西瓜里注射了色素、糖精，其实西瓜扎了眼后，很快就会坏掉。传播这种谣言的人实在是很无知，正因为西瓜生存环境的改变，才导致了西瓜属性的改变。

食物和药物的寒热搭配合理，我们称为"和"，老百姓说是"和胃"。搭配不合理，就是相克，也就是"同"，例如鸡蛋炒苦瓜、炸鸡翅等，容易吃出病来。煎鸡蛋时，我们放一点热性的胡椒面"反佐"一下；吃海鲜时，要蘸一点姜汁或芥末辣根平和寒性，所以称为"佐料"。如果是热上加热，寒上加寒，如冰镇苦瓜，这是"辅""同"，是火上浇油。所以我们要多用"佐料"，少用"辅料"。以前"辅佐"皇帝的大臣，辅的多是阿谀奉承之人，而"王佐之才"，是指敢为皇帝纠正错误的大臣。君子讲究的是"和而不同"，小人才是"同而不和"。

药物和食物的颜色

食物和药物除了有味的属性，还有色的属性。丹参、朱砂、代赭石色赤入心；山药、白芨、白果色白入肺；生地、玄参、磁石色黑入肾；麻黄、青皮、青黛色青入肝；党参、灶心土、黄芪色黄入脾。

秋天属金，主肺，这时的梨、山药是白色的，也是润肺的佳品；夏天炎热，属心，红色的辣椒可激起人的心火。黄色入脾，小米、大黄米、玉米均是补脾的佳品。讲究的人，认为黄色牛的肉熬煮的汤也比其他颜色牛的好，牛既然长那个颜色，就有那个气。春天属木，主肝，春天的蔬菜多为绿色，有利于肝的生发；冬天属水，主肾，黑色的木耳、蘑菇、熟地黄是补肾的佳品，豆类或豆腐是补肾的，但并不是黑色的，其实大豆等做的酱就是黑色的，在体内也是转化为黑色的成分吸收。

为什么颜色与脏器会有对应关系呢？这很可能是不同的器官会有不同的共振频率，而不同的颜色也有着不同的波长。现在有一种太空椒，肥大艳丽，有红黄绿不同的颜色，在西医眼里，成分都是一样的，但在中医眼里，不同的颜色，有着不同的波长，到了体内，就会对不同的脏器产生作用。

中医以恢复人体的自愈能力为目的，所以食疗为首选，药物为次。尽量避免毒性大的药物。中医治疗急性病，一般使用单味药，充分发挥其偏性，迅速纠正人体的偏性；而治疗慢性病，中医一般使用复方药物，配方讲究君臣佐使，其实就是互相制约，消除毒性，避免不良反应。比如在桂枝汤和四物汤中用芍药制约桂枝或当归的辛散。如果不懂其中的奥妙，只是提取有效成分，制成当归丸，则会带来严重的不良反应，如出血不止、脱发。这是不懂中医的结果。

"物无美恶，过则为灾。"糖是无毒的，吃多了会伤肾、蛀牙；酒是无毒的，喝多了会伤肝胃；河豚有毒，如果正确烹饪，可做成一道美食。蛇毒如果正确地利用，可用来治病救人。这就是中国人的智慧，避其害，用其利。

萝卜白菜，各有所爱

"萝卜白菜，各有所爱。"老百姓经常这么说，可很少有人深究其中的道理。

萝卜性寒，通气泻下，消食化积。空腹食用时，会辣的胃部疼痛，这说明萝卜能刺激胃的蠕动，加快胃肠排空，相当于吗丁啉的作用。秋冬季节食用，能收敛人的阳气，及时适应冬天闭藏的状态。

白菜性热，尤其是白菜根，能让人发汗，所以老百姓认为白菜是"发物"。这和萝卜的性质相反。

不同的人体质也不一样。有的人阳气旺，守得紧，喜凉，这样的人喜欢吃白菜，以调节身体的状态。而寒性体质的人不应该再继续散热了，见了萝卜就喜欢吃，吃完后能起到收敛闭藏的作用。

原来老百姓的这句谚语包含着中医的智慧，是利用食物的偏性来纠正人体的偏性。"鱼生火，肉生痰，萝卜白菜保平安。"凭着本能把萝卜白菜吃好了，人就会健康。

现代的人不管自己的体质，已经有了皮肤鼓包流脓、溃疡痔疮，还在火锅店里涮白菜吃，甚至吃辣椒、螃蟹，以肥甘厚腻为主，最终疾病缠身。

我们吃下去的各种食物，最终要通过细菌的分解，变成我们的成分。所以我们想吃什么，并不是我们身体的细胞需要，而是我们体内的细菌喜欢。现在的观点认为，细菌是我们的主人，我们是为体内的细菌服务的，我们想吃什么，是不是高兴，是外向型还是内向型，很可能是体内的细菌决定的。

有一种加氢改造过的奶油，即氢化脂肪酸，广泛应用于蛋糕、甜点、冷饮、快餐食品，有时放几个月也不会变质。这可能是细菌在漫长的进化过程中，从来没有见过这种变异的脂肪酸，是"冒牌货"，一时不知所措，无法分解，容易在体内蓄积起来，释放自由基，很可能是一些疾病的潜在原因。

有的转基因食品能抗病虫害，既然虫子不喜欢吃，我们也不应该吃。这方面，虫子比我们的感觉要敏锐。

食谷者慧，肉食者鄙

门诊遇到一个小男孩，11岁，反复扁桃体发炎，并有颈部淋巴结肿大，之前多次就诊，不见效，特意来到成人门诊。家长极力要求开一些提高抵抗力的药物。

小男孩并不是很胖，发育正常，但是明显坐立不安，手脚多动。

我问："他是不是很能吃饭？"家长说："饭量不小，就是不长肉。"

我说："是不是喜欢吃鸡肉？"家长很吃惊："他最喜欢吃鸡肉了，还喜欢吃姜。"

我又问："羊肉吃得多吧？"家长更加惊讶："这孩子冬天吃羊肉片没个够，还爱玩游戏，活动少。"

我说："打完游戏后再看书的时候，书上的字是不是会上下乱跳？"这会儿轮到孩子惊讶了，他兴奋地跟我描述那种感觉："本来是一行字，却总感觉到处跑，读不到一起。"

我问："孩子学习成绩怎样？能不能达到中等水平？"孩子不好意思地低下头来，看来连中等都达不到。我看着孩子也很老实，家长也是本分之人，本不该出现这种状态，这种状态是一个人的"神"出了问题，谓之"心神外越"。

我对孩子说："我告诉你一个秘诀，能保证你的学习成绩升到班级的前几名。"孩子立即眼睛放光，同样两眼放光的还有孩子的家长。

我说："不要再吃肉了，尤其是鸡肉和羊肉，就以面食为主，但也不要吃得太饱，这样你也就不想玩游戏了。"我转而对孩子的家长说："我现在不担心孩子能不能做到，倒是很担心当家长的能不能坚持。许多家长都觉得有好吃的不给孩子吃饱、吃够，就难以忍受。孩子目前的状态包括反复扁桃体炎、淋巴结肿大，都是饮食不当造成的。家里不要存放这类食物，孩子看不见，不产生条件反射，也就想不起来吃了。"

最后也没有开任何增强免疫力的药物，家长带着孩子欣然而去。

《淮南子》就提到"食肉勇敢而悍，食谷智慧而巧"，《左传·曹刿论战》进一步讲"肉食者鄙，未能远谋"。吃肉的人摄入热量多，各种激素水平高，驱动着身体不停运动，这就是孩子患多动症的根源。吃肉的民族也是这样，宋朝时期，北方的游牧民族是吃肉、喝奶长大的，勇猛好斗，一举灭掉了北宋。但是"肉食者鄙，未能远谋"。这样的人虽然四肢发达，但是头脑简单，缺少文化底蕴，所以金、辽虽然骁勇善战，但都没留下多少文明的遗迹。中原的宋朝没有那么多肉可吃，加上唐朝以来佛教流行，"五谷为养，五果为助，五菜为充"，以素食为主，能坐得住，"定能生慧"，所以创造了灿烂的文化。

有的家长中午领着孩子去吃肯德基，下午再带着孩子去医院看多动症，家长做了不少无用功，孩子受了不少伤害。一些家长的口头语就是"孩子缺了营养怎么办？"这是一种认识问题，反映了一种价值观，这部分家长即使孩子患了高血脂、冠心病，也还会担心孩子的营养不够。饥饿、忧愁、困苦、委屈是人生不可缺少的体验，与吃饱、安逸共同构成了人生的两个方面，也是另外一种阴阳的平衡。这些从来不知道饿的孩子，其实只活了人生的一个方面，相当于半个人生，其实是很可怜的。

前面提到的小男孩，吃了较多的肉类，产生大量的能量，驱动着他的四肢不停地乱动，安静不下来，多余的就要从扁桃体和淋巴结上走，所以会反复患扁桃体炎、淋巴结肿大，这些内火如果不从扁桃体散掉，就会得中耳炎，或者眼睛充血，甚至反复尿路感染，只要是有黏膜的地方，都会成为散这种"肉毒"的地方。我还见过反复尿蛋白、慢性肾炎的孩子，也是内火散发的一种方式。这样能散走还好，这股能量如果积蓄在体内，近期是硬结，远期则可以恶变。任何一种疾病，开始的时候都有一股能量在推动着。

吃谷类和吃肉类产生的能量的性质是不一样的。吃谷类面食产生的能量会让人悟道生慧。而肉类，可能是含有动物激素的缘故吧，吃完后会让人躁动不安，有一种冲出去的欲望，所以吃肉的人别看块头大，但是头脑简单，没有谋略。

打游戏是一种变相的打打杀杀，正好可以释放蓄积在体内的肉毒，但这个过程是极为耗神的，老子讲"驰骋田猎令人心发狂"，这种打打杀杀可以让人达到一种癫狂的状态。所以打完游戏时往往表现为六神无主、心神外越、神不守舍，看书上的字到处乱跑，念不成句，这和学习好的孩子截然相反。

学习好的孩子多为"食谷者慧"，能安静地坐住，积精全神，凝神静气。该安静的时候很安静，该活跃的时候很活跃。《大学》里讲的"定、静、安、虑、得"，要想思考，得到智慧，前提就是要定、静下来。有的孩子经常生病住院，学习却很好，可能是因为养病，不得已安静地躺在床上的缘故。所以练就孩子"定、静"的能力，以后定会有出息。

记得多年前有一个事件：一个小学生突发奇想，到附近的药店里买了一瓶"利他林"吃，这是一种精神类药品，服用后就能安静地坐住，结果学习成绩大大提高，他认为这是一种"聪明药"，推荐给其他孩子吃。十几年前这类药品的管理并不严格，在一般的药店可以随便买到。后来家长发现后才予以制止，阻止了药物滥用带来的进一步的成瘾危害。从这个事件中可以知道，能静下来，是提高学习成绩的前提。

"肉食者"的孩子由于内心躁动不安，难以集中精力，没有安静的时候。只有靠游戏那强大的吸引力，才能让他的躯体平静下来，一旦离开游戏又难受起来。这是玩游戏上瘾的主要原因，如同吸烟或吸毒得到暂时的安静是一样的道理。

沉迷游戏的孩子，不知让多少家长愁白了头，其实从上游找原因并不难解决。那就是不要产生这种躁动不安的驱动力，由"肉食动物"变成"素食动物"，心境安然了，也就不喜欢打打杀杀的游戏了。

这些有网瘾的孩子大多年龄不大，从小自己吃什么、吃多少，自己说了不算，家长生怕孩子饿着。造成这种结果，家长有不可推卸的责任。这种任性喂养孩子的方法，称之为"饲养"更为合适。

这世上没有无缘无故的爱，也没有无缘无故的恨，当然也没有无缘无故的多动症和网瘾。任何精神层面的问题背后都有着物质基础，不把这个物质基础的支撑去掉，单纯说教是没有用的。

孩子有勇无谋，还是安静智慧，背后都是一股能量推动产生的。这个能量来自谷类还是来自肉类，结果是不一样的。

当然饮食只是一个方面，家长的性格、家庭的氛围、教育的方式都很重要。上面这个小男孩的家长看起来很本分，通过改变饮食习惯可能会有效，如果家长的脾气急，家里经常吵架，吃肉类和吃谷类就没有什么区别了。

煮鸡蛋与煎鸡蛋

很多人有这样的体会：煮鸡蛋吃两个就觉得饱了，而吃鸡蛋炒西红柿或韭菜，三五个也没有问题。

鸡蛋清是寒性的，而蛋黄是热性的。煮鸡蛋时二者是分离的，不好消化，而煎鸡蛋则是把二者混匀，相当于阴阳中和，就不那么阴寒了。并且煎的过程中赋予了鸡蛋以热性，有利于吸收消化。

即使蛋清蛋黄混合在一起，鸡蛋也是偏寒性，所以我们用葱花、韭菜、香椿这些热性的食材炒了吃，起到中和的作用，就很可口。如果用蘑菇、虾仁炒鸡蛋，则是寒上加寒，并不是好主意。

荷包蛋虽然也是煎的，但是蛋清蛋黄仍然是分离的，我们吃的时候要撒点胡椒面以中和其寒性。

还有人担心加热破坏了鸡蛋的营养，在果汁里加入生鸡蛋喝，这比煮鸡蛋还要阴寒。为了消化吸收这个生鸡蛋，人体要消耗更多的能量。这种吃法对于体质强壮的人还能应付，体质弱的人，喝上几天生鸡蛋，就会越来越没精神，甚至进入抑郁状态。

所以从寒性上讲，由强到弱的顺序是：生鸡蛋、煮鸡蛋、荷包蛋、煎鸡蛋。

有人很时髦地学习西方饮食方式，早上在牛奶里放一个生鸡蛋。这对于虚火上亢的人还可以，但是阴寒体弱的人，这样就会吃出病来。

《伤寒论》中有一个著名的中药方"黄连阿胶鸡子黄汤"，由黄连、阿胶、黄芩、白芍、鸡子黄组成。具有育阴清热、安神降火之功，属朱雀汤，为治少阴病阴虚火旺证常用方。

有人讲，用鸡蛋黄是利用其在中间悬空的样子，引导黄连阿胶到心脏的中心，到达心神的位置，以此起到滋阴安神的作用。中医的取类比象法也不能如此乱用，这种解释只是给攻击中医的人徒增了一个把柄而已。其实原因是生鸡蛋性质阴寒，不利于药物的发散，沉积在体内，这就是滋阴。对于虚火上亢、躁动不安的人，利用其寒性，起到镇静安神的作用。如果是煮熟的鸡蛋，就没有这个疗效了。所以这个经方的窍门就是把黄连、黄芩、芍药先煮剩三分之一水分，纳入阿胶，关键是接下来要"小冷"一会儿，再放入两个蛋黄，搅匀后服用，为的是避免蛋黄因加热而变性，失去疗效。

这个方剂和生姜、附子、葱白等作用是相反的。如果对于阴虚火旺更严重的患者，理论上讲，用鸭蛋黄可能会更好些，因为鸭蛋更寒。牡蛎煎鸡蛋也是著名的方剂，用于阴虚火旺者。病情轻者，可以煎得时间长些，以减少其寒性；对于病情重的，就要煎得尽量生些，以增强其滋阴的效果。

饮食不讲究，一味地吃肥甘厚腻，贪恋甘、脆、滑、浓，就会把身体吃偏而生病；利用食物或药物的偏性，可以纠正人体的偏性，中医治病无非如此。

什么是营养

什么是营养？这是一个每天都面对的问题。所说的营养丰富的食品，书中是这样规定的：所含8种必需氨基酸多的食品，一般就是营养丰富的。这8种必需氨基酸是异亮氨酸、亮氨酸、赖氨酸、蛋氨酸、苯丙氨酸、苏氨酸、色氨酸、缬氨酸。

这样的定义未免太偏颇，除了蛋白质，我们每天需要最多的是碳水化合物，也就是糖类，其次是脂肪，还有维生素、微量元素、水、膳食纤维等。这8种氨基酸是我们人体无法合成的，只有从外界摄取，每天我们都需要这些氨基酸维持生命活动，没有蛋白质，就没有生命。所以这8种氨基酸的含量就成了营养是否丰富的标志了。

蛋白质经过胃蛋白酶、胰蛋白酶分解，形成多肽，最后分解成氨基酸，这是合成我们自身各种蛋白质的原料。与我们亲缘关系最为接近的哺乳动物，如猪，牛、羊的肉，分解后产生的氨基酸种类与我们也最为接近，营养最为丰富。鸟类、鱼类与人类的关系就远了，但总算还属于脊椎动物。而昆虫、软体动物、螃蟹的蛋白质成分与我们差得就更远了。

差别最大的是植物蛋白，如豆类、谷类。庆幸的是植物与我们共用一套遗传密码，其合成的蛋白质人体并不陌生，只是含量相对少些，所以我们提倡合理搭配饮食，为的是豆类、谷类中所含的蛋白质可以互相补充。

在饥饿的年代，我们希望把得到的食物充分消化，为己所用，这时候，牛、羊、猪等哺乳动物的肉利用率就高，营养价值也高。但当前我们面对的是一个物质极为丰富的时代，难题是如何解决营养过剩的问题。我们再在餐桌上不停地劝别人"再吃点，多吃点"的时候，其实已经是落伍了。大量的蛋白质在肠道里吸收，分解产生的氨基酸堆积如山，即使变得大腹便便也用不完，人体又不舍得浪费（在进化过程中，各器官从来都是为节约而设计的），合成肿瘤的机会就大大增加了。或许以后餐桌的流行语言就是"请少吃点"。

在菲律宾，由于气候潮湿，豆类很容易滋生黄曲霉菌，这是一种明确的能导致肝癌的真菌，所以肝癌发病率高，小孩子得肝癌的很多，尤其是富人家的孩子。有位印度科学家做实验，两组小鼠都喂食黄曲霉菌，一组高蛋白饲养，一组低蛋白饲养，结果高蛋白组都得了肝癌，低蛋白组很少。后来他把这个结果告诉了美国的一位著名学者，这位学者不相信，认为是把标签搞错了，因为人们一直认为高蛋白饮食是抵抗疾病的有力武器。这在抗感染中是有用的，其他方面未必，如糖尿病、冠心病、肥胖症等。

中医讲阴阳平衡，其本质是出入平衡。量出为人，够用就行。所以营养丰富并不在一个"多"字，而是合理搭配，成分全面。一个煮玉米，一盘青菜，两个肉包子，可能比一桌丰盛的大餐要合理得多、健康得多。面对一桌大餐，谁节制，谁受益，但一般人好像做不到。云南有个长寿之乡，那里的人吃得很少，即使在田间劳作，每天获取的热量只有700~800卡，比国家推荐的1 400~2 000卡要少很多，应该考虑修改国民的营养膳食标准了。

所谓的"垃圾食品"的提法并不科学，只要有节制地食用，并无害处。我们现在提倡吃绿色的、环保的、无污染的食物，即使再无污染，吃得过多，也有损健康。只有"垃圾吃法"，没有"垃圾食品"。

我们体内不断有激素在合成，不断有组织在修复，这都需要氨基酸。但有的人终生不吃肉（即使吃鸡蛋、牛奶，蛋白质含量也很少），在艰苦的年代，想吃也没有，但身体却很健康。非洲草原上的角马、野牛，食谱单一，一样能合成一身的肌肉。看来我们现在的营养标准和观念并非正确。

有的人本来就大腹便便，营养过剩，"三高"俱全，却还在问"吃点什么营养品调整一下身体？"这种想法如同把厕所里的气味用香水遮盖住。其实节制一下饮食，不产生疾病是最高境界。

"物无美恶，过则为灾"，适量可能比丰富更加有效。

合理的学生餐

家有高三学生，家长会想方设法调理孩子的饮食，增加营养，以取得更好的成绩。那么该如何规划孩子的一日三餐呢？

寒假里，孩子一早要去附近高校的自习室看书。平时我一般是炒米饭，今天没有准备米饭，于是灵机一动，做了一道创意饭。

首先找到一个小馒头，春节期间放了几天，有些变硬，正好可以切成土豆丝那样的形状，再横过来切成肉丁一样的小块儿，接近大米饭粒的形状，即"馒头丁"。然后在锅里放几片五花肉，肥肉居多，干炒，炼净油后放少许葱花、盐、胡萝卜丁，最后再放入"馒头丁"（不要放掉下来的碎屑，容易煳），这种馒头丁很能吸油，但也不要再放植物油。这样在锅里炒至接近焦煳的状态，一道可口的高三学生早餐就出锅了。

平时我一般用肥的五花肉炒大米饭，过程同上，炒7~8分钟，接近焦煳的状态最好。于是猪大油的香味儿和饭香在房间里弥漫开来，把孩子吸引过来，迫不及待地想吃。

这种炒过的饭被赋予了热性，尤其是偏寒性的米饭，就会改变其寒性。接近焦煳的状态，更有利于消化。我们做馒头时，贴近锅底的部分也是黄色的，是最香的部分，本能地就想吃，天性会告诉你，我需要这种食物，这是为什么？

这些烤焦的部分有个学名是"糊精"，我们吃下去的淀粉，要先在淀粉酶的作用下分解成小分子的糊精，再进一步吸收。直接吃糊精，就省了这一步，节省了我们的能量，难怪我们闻着那么香！不光是烤过的面食，烤过的肉串、牛排也容易消化，而煮过的肉片、牛排，吃不了多少就饱了。有人吃煮鸡蛋吃不多，而鸡蛋炒西红柿却可以吃很多。这是因为煎炒的过程，改变了鸡蛋的寒凉属性。

"焦、苦"在五味中是益肾的，而"肾主志"，有利于记忆。有人认为烤煳的食物致癌，这应该是一种人云亦云、想当然的说法，未必有道理。我们的祖先正是因为学会了利用火，才进化到了现代，这期间不免要经常吃烤煳的食物。

我用猪肉炼出的大油炒，而不是用植物油，一方面味道更香；另一方面，猪大油可以补脑，五畜中猪肉益肾，又是"肾主志"，增强记忆力。

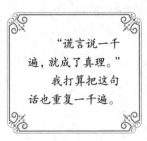

"谎言说一千遍，就成了真理。"我打算把这句话也重复一千遍。

现在的人讲"科学"，认为动物油容易导致高血脂、动脉硬化，避之如猛虎，畏之如毒蛇。这又是一种人云亦云的说法，谎话说1 000遍就会成为真理。我倒是觉得，植物油更容易导致动脉硬化，因为植物油的熔点低，不容易化开，更容易沉积到血管壁上。吃完饭洗碗的时候就有体会，猪大油用温水一冲就干净了，而植物油则冲不净。

从进化角度讲，我们的祖先哪来那么多的花生油吃？煎、炸、烹、炒，无节制地应用。我记得小时候买肉时，都是挑肥的买，买回来发现肥的偏少，大人还不高兴。那时候也没有这么多的冠心病、动脉硬化。

当然那个年代也没有那么多肉吃，什么事都要节制，肥肉再好也不能多吃。红楼梦里有一句话"猪油蒙了心"，说的是心窍蒙蔽、反应迟钝，对应的一句话是"脑子勾了芡"。所以炒这道菜不要放太多的猪肉片，能炼出2~3毫升的油即可，再放少许葱花、胡萝卜丁，以增强散寒之气，橘红色的胡萝卜调节色彩，增加食欲。

吃饭之前还有一个细节就是先喝水，古人认为"饭前一碗汤，不用开药方"，正确的做法是饭前十分钟喝汤，这个汤是指白开水，而不是稀饭、肉汤一类的。空腹时，单纯的水很容易排空，几分钟后再吃这种精心打造的炒饭，水和饭在胃里是分开的，吸收后排空很快。

中医认为，脏要实，腑要空。胃是腑，保持空的状态最健康。如果水和饭在胃里混在一起，迟迟下不去，人就会很不舒服，昏昏沉沉，精力不集中。因为血液都在消化道中忙活，却迟迟生产不出多少能量来，古人称这种状态为"饭醉"（见明·沈金鳌《杂病源流犀烛》）。

然而，许多家长却在制造这种"饭醉"的状态。孩子的爷爷、奶奶就曾变着花样给孩子做各种吃的，为了让孩子上午别饿着，早上做牛肉丸子，以为这样的饭能"撑时间"，临近中午时不至于感觉到饿。殊不知，一上午处在这种饱胀的状态，哪有精力学习？与提高学习成绩的愿望恰恰相反。所以，许多家长早餐一般会给孩子准备牛奶、豆浆、煮鸡蛋、稀饭等，并不合适。在《卡尔·威特的教育》一书中就提出："贪吃使人愚笨。"

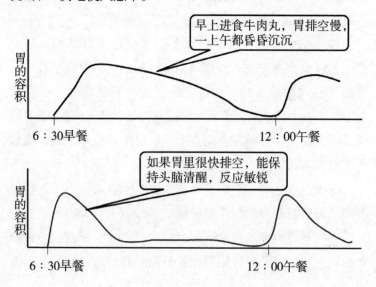

狮子吃饱了饭，会懒洋洋地躺在树下，这是消化食物的时间，只有在饥饿的时候才会异常机灵，反应灵敏。人也是如此，所以要尽量缩短消化食物的时间，在下次饥饿之前是学习的最佳时间段，只有这样，才能达到"如饥似渴"地学习的境界。一日三餐，到了时间即使不饿也要吃饭，这未必科学。我们的祖先就是在"饥一顿，饱一顿"的过程中进化来的。

吃这种猪油炒过的、略带焦煳的饭，就会大大缩短消化的时间，节约出更多的时间，用于集中精力学习，提高学习效率。但是这并不意味着缩短进食的时间，相反，一定要心平气和，细嚼慢咽。

做饭的人用心用意，掌握好每个细节，做出的饭菜就会蕴含着他的心神，就像活佛给一个物件开光一样。吃饭的时候，要用心体会，品好每一口饭，体会其中的滋味，不要看书，不要看电视，把这份心神传承过来，谓之"传神之作"，这和欣赏书画作品是一样的。作画的人和欣赏的人都要用心才行。所以吃饭时吃的不仅是饭，而是一种心情。生活的美好，也无非如此。

经常吃炒饭或烤面包片，有的人会上火，咽痛、口舌生疮、溃疡等，需要加一些阴寒的食物中和一下，如蘑菇、牛奶、绿茶等。

孩子的老师讲过，考试那天不要吃太饱了。看来老师也意识到了，吃多了不利于学习水平的发挥，其实不仅是考试时，平时也不应吃太饱。

许多家长为了让孩子吃得好、休息好，就在学校附近租房子住，但是学习成绩优秀的孩子往往都是住校的。我想住校的孩子，没有家长逼着吃太多的饭，也没有那么多的排骨吃，可能是原因之一。

早餐可以吃得简单一些，午餐和晚餐可以丰盛一些，但总的原则是缩短消化需要的时间，留出更多的时间投入学习中。如果少吃一顿，会有更多的时间用于学习，也不用担心营养不够。吃饭是为了学习和活着，但活着绝不是为了吃饭。

个人观点，未必正确；如有相左，多多包涵。

一日三餐，有必要吗

有四个人走在漫无边际的沙漠里，又饿又渴，精疲力竭，他们突然捡到了一包饼干，每个人分了几片，其中A君没有吃，最后只有A君走出了沙漠。A君是有知有觉的人。

A君是本能地觉得不该吃，要么吃饱，要么不吃。也的确是这样，当一个人又累又饿的时候，吃一点食物，体内的胰岛素水平就会升高，各种的消化酶也跟着分泌，但是又没有大量的食物跟进，相当于把胃肠道欺骗了一下，必然出现更强的饥饿感，以至于低血糖，严重的就会丧命。

很多人有这样的感觉，不吃不饿，越吃越饿，网上这样的疑问也很多，这并不奇怪，就是因为一旦开始进食，消化系统就开始运转。

其实平时吃饭也是如此，要么不吃，要么吃饱。"饥一顿饱一顿"未必是坏事。我们的祖先在进化的过程中，经常是有猎物的时候吃得饱，没有猎物的时候，可能几天都要饿肚子。许多动物也是如此，北极熊更是吃饱了，能坚持数月不吃。

一天三顿饭本来就是人为规定的。现代人普遍认为早餐很重要，要"吃得像皇帝"，不吃早餐会得胆结石，因为胆汁淤积久了会形成结石，

> 既然不饿，为什么要吃呢？道理就是这么简单。

忙活一上午，体力消耗大，所以一定要吃早餐，似乎很有道理，却不去问问胃是否需要。

许多人早上并没有食欲，前一天晚上吃得还没有消化，但一想到不吃早餐的诸多坏处，于是就硬吃一点。宁愿违心地"讲科学"，而不管自己的感觉，是无知无觉的表现。

> 有的人早上已形成了习惯，不吃早餐就饿，其实坚持不吃，一上午也不会难过，反而会更精神。

其实皇帝吃得并不好，末代皇帝溥仪在他的自传中提到，他七八岁的时候，宫里的太监严格按照规定，给他吃七成饱，所以他偶尔会到后面偷东西吃，抓到后就会挨打。皇宫里的这些规定一定是历经多年传承，有深刻的道理，包含着我们祖先的智慧。如果现在的孩子也经常吃七分饱，那就是享受皇帝的待遇了。

一日三餐是工业革命以后的习惯，那时工人或农民上午要做大量的体力工作，需要充足的能量。现在的人，除了个别的工作，普遍没有繁重的体力消耗，早上也一定要吃早餐就不合适了。

Dr. Kealey是一个临床生物化学博士，英国剑桥大学的教授，2010年3月被诊断出糖尿病。医生建议他一定要吃早餐，要吃一些主食（碳水化合物），不要喝酒。

后来他通过自己的研究发现，吃早餐是一个非常危险的行为，因为只要他一吃早餐，血糖就飙升。然后，他开始不吃早餐，严格限制主食类的碳水化合物，避免糖类，吃很多蔬菜、坚果、一些白肉，一段时间后，他的血糖开始恢复到正常水平，逆转了糖尿病。

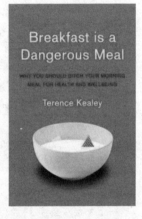

随后，Kealey博士开始认真地研究这个问题，他发现，原来早餐真的没有那么重要，反而，不吃早餐更加健康。他写了一本书，名字叫作《Breakfast is a Dangerous Meal》（《早餐是非常危险的一餐》）。

早餐引起的胰岛素飙升，会加重胰岛素抵抗，可能引发或者加重糖尿病，所以说，对于肥胖、糖尿病、高血压患者来说，吃早餐是一个非常危险的行为。

Kealey博士也发现，吃早餐会让人一天的进食量增多，而且，有很多人发现，吃了早餐会饿得更快，不吃早餐反而不饿。所以，吃了早餐可能会让你一整天都处于饥饿状态，特别是传统的中国早餐，如蒸包、稀饭、油条等等。

后来Kealey博士发现，一些早餐食品供应商在制造这种舆论。

从中可以发散一下思维，为什么指南上那么强调要定期服用降压药了，这符合药商的利益，有一只看不见的手在制造这种舆论。2017年底，美国心脏病协会（AHA）竟然规定，只要超过130/80 mmHg，就可诊断为高血压。这样又有一大批人被戴上高血压的帽子，加入服用降压药的行列。但是对于一些严重的高血压患者，或者有心脑血管病高危风险的人群来说，适度降压是必需的。

如果早上不吃早餐，中午可以多吃一点，积攒的消化酶和胰岛素足够消化这些食物，即使有糖尿病也会自然转为正常。我有一个同学就是按我说的，不吃早餐，也不用吃降糖药了。

如果晚上再遵循道家的"过午不食"的原则，一天就吃一顿饭，你的胃会多感谢你呀！

完全不用担心会营养不良，或者饿坏身体，了解一下辟谷或者斋月的过程就可放心了。并且现在正式吃一餐，摄入的营养也够了。

再看一下我们早餐都吃什么。

牛奶鸡蛋似乎是标配，却是不合理的搭配。牛奶和鸡蛋都是寒性的食材，不易消化，这会让身体一上午都在应付这些食物，影响学习和工作的效率。早上吃一些肉类也是如此。

偶尔会有年轻的学生或护士在早上交班的时候发生低血糖晕倒，这种情况一般发生在早上仅仅喝了点稀饭，就赶来上班的人身上。喝稀饭相当于喝糖水，会明显升高血糖，刺激机体产生大量的胰岛素，却没有食物的跟进，于是发生了低血糖。这种情况还不如不吃早餐呢。

有一位糖尿病患者，经常在餐前出现低血糖，每次低血糖都会让他很恐惧，却防不胜防。我仔细询问他的饮食规律发现，这位患者因为胃不好，经常在餐前喝一碗"暖胃粥"，一般是玉米或小米稀饭，接下来吃一些蔬菜、肉类，最后再少吃点主食。我分析是这碗"暖胃粥"刺激了胰岛素的分泌，又没有及时吃主食，导致了低血糖。雪上加霜的是，患者一直在用一种刺激胰岛素分泌的药物GLP-1（胰高血糖素样肽-1），更容易导致低血糖的发生。这种昂贵的药物没有改善他的病情，带来的却是痛苦的体验。后来他停用了这种药物，餐前不再喝粥，再也没有发生过餐前低血糖。

中国传统的油条豆浆似乎要好一些，面食油炸后呈热性，豆浆偏寒性，二者结合，远比鸡蛋牛奶要合理。

可见"早上吃得像皇帝"并不合理，"中午吃得像平民，晚上吃得像乞丐"也未必正确，"人算不如天算"，饿了就吃，不一定一日三餐，到点就吃。

"你吃饭，饭也在吃你。"你在自助餐厅吃了不少名贵的、阴寒的食材的时候，觉得很赚，实际上可能失去的更多。

茶道中的"气"和"味"

"气"和"味"是不一样的。我们从来不会说"寒味""热味"，也不会说"甜气""涩气"。

关于茶道的理论很多，却很少有人从"气味"的角度来谈。

"气"和"味"不一样，"气"是指温、热、寒、凉四时之气，也指天地之气，而"味"

则是指酸、苦、甘、辛、咸五种味道。

我们喝茶，其实喝的是一种天地之气。喝茶时，首先要有一颗恬淡宁静的心，否则，再好的茶，只是一杯解渴的水。因为只有心情宁静，才能品出茶的"气"。

山上的茶和平原的茶有不一样的"气"，东山坡和西山坡也不一样，武夷山和崂山的更是不一样。福建安溪的白茶，只有那个山谷里的，才是正宗。不同地势中生长的茶，包含不一样的天地之气，尤其是清明节前的茶树，其嫩芽中茶碱的含量最多，蓄积了天地的精华、春天的生发之气，这时采摘下来，通过杀青做成绿茶，或发酵做成红茶，把这份气息留在这片小小的叶片中，再通过冲泡，把这种气息传给人们。

所以我们在冲泡茶叶的时候，要用烧开的水，快速冲泡，一般10秒左右就要把水倒在母杯中，再分到茶杯中慢慢品，第二次泡的时候，一般过七八秒就要倒出来。这时提取的就是茶叶的"气"，如果持续把茶叶泡在水中，就会发涩，这时喝到的就是茶叶的"味"了。这就如同吃香菜，最后出锅的时候，放一些香菜叶，要的是这种"香气"，如果一开始就放上香菜炒，那就是吃香菜的"涩味"了。

红茶、绿茶是用清明前后的嫩叶做的，其所含的"气"很容易散失，所以人们要用瓷罐或铁盒来装，至少也要用涂层的塑料袋来

新鲜的绿茶相当于青春，随着时间的流逝会逐渐挥发。

黑茶沉淀的是智慧，时间越长的普洱越值钱。

故绿茶品的是"气"，黑茶尝的是"味"。

包装。红茶用自身的酶发酵过，更便于保存，同时，容易被人体吸收，对胃的影响也小。所以有人讲红茶养胃，其实红茶、绿茶都是阴寒的，只是红茶的寒性小一些，所以一定不要喝凉茶，现在流行的"冰红茶"饮料是不符合自然之道的。

红茶和绿茶相当于香椿芽，都是用春天的新芽做的；而乌龙茶则用老的大叶茶做成，属于半发酵茶，相当于老的香椿叶，其茶碱的成分明显减少，通便作用明显，可根据自己的口味，决定浸泡的时间。也有人用清明节后的叶芽或者老叶子做成红茶或者绿茶，因为不再含有春天的生发之气，也就没有那么珍贵了。可谓"磨砖成不了镜"。

普洱茶是黑茶，分生普洱和熟普洱，生普洱相当于绿茶，熟普洱属于后发酵茶，是利用外来的微生物进行加工的，时间越久，其中的微生物越丰富，也越值钱。喝这种茶，相当于喝微生物的代谢产物，有助于体内菌群的繁殖，利于消化。所以吃肉的民族，需要经常饮用黑茶、砖茶，帮助消化肉类。

也不是什么地区都可以制作这种后发酵茶。干燥的地区，微生物不容易生长；太潮湿的地区，则容易滋生有害的霉菌。所以云南的普洱地区能出普洱茶，一定有着恰到好处的地理优势。这就如同在南方做东北的酸白菜和黄豆酱一样，很难成功。有一些很"科学"的人，认为"科学的东西是要经得起重复的"，于是在其他地区也制作黑茶，结果黄曲霉菌超标，于是撰文对普洱茶进行批判，显然是忽视了地气的影响。

有人习惯在冲茶之前先洗茶，我认为这是没有必要的。

茶叶上的农药不是这么简单一冲就会掉下来的，如果有尘土，也早就落在了茶叶盒的底部。反而是这么一冲，把大部分茶叶上的一层细细的绒毛冲了下来，这正是茶叶的精华部分，非常可惜。如同冲掉了灵芝表面的一层孢子，留下了灵芝泡水喝。

绿茶适合阳气旺盛、消化能力强的人喝。体质虚的人，如果也想利用茶叶增加点春天的生发之气，最好喝红茶。如果也人云亦云地喝绿茶，最终会把自己的身体喝成阴寒体质，没精神。这相当于消化能力强的人吃豆腐，消化能力弱的人就吃腐乳；或者胃口好的人喝牛奶，胃口差的可以喝点酸奶。

茶叶之所以能提升我们的阳气，是因为其中含有一种茶碱的成分。这种成分容易挥发掉，所以放置久了的茶叶就没味了，这也是春天的新茶珍贵

> 新鲜的绿茶能提神，有可能治疗抑郁症，但如果肠胃功能差，有可能适得其反。

的原因。茶叶中的茶碱就是我们在临床中也经常应用的茶碱片或者氨茶碱，主要用于扩张支气管，治疗胸闷气喘，实际上也提升人的阳气。

再进一步从西医的角度讲，其实就是提升人的肾上腺皮质的功能，产生较多的肾上腺素和糖皮质激素，这样就不容易抑郁，也不容易患哮喘。哮喘患者有一个特点就是受到欺负后不会爆发，因为体内没有足够的肾上腺素。这就能够解释目前治疗支气管哮喘最有效的药物就是肾上腺素、糖皮质激素和氨茶碱。也可以大致推测哮喘、鼻炎、皮肤过敏的发

病原因就是体内的阳气不足。

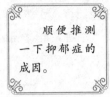

顺便推测一下抑郁症的成因。

提升阳气除了喝新鲜的绿茶、红茶外，通过耐寒锻炼、饥饿锻炼也能提高体内的肾上腺功能。饥寒交迫是人类在进化过程中不可缺少的伙伴，千百年来是家常便饭，能锻炼人的应激能力。所以我认为抑郁症和哮喘的一个鲜为人知的原因就是养尊处优，肾上腺皮质功能得不到锻炼。想象一下，一个人困在寒冷的山谷里几天，什么潜能都能调动起来，哪还顾得上抑郁？所以贫困地区的人们，很少有抑郁症，孩子患哮喘的也极少。都是城里人的哮喘和抑郁症在流行。

饱经战乱的以色列，自杀率几乎是零；一些贫困的非洲部落听说这个世界上有人会自杀，感到很好奇。反而生活富足的日本，却是世界上自杀率最高的国家之一。在

除了靠"饥寒交迫"提高一个人的应激能力，喝茶也是一种选择。

艰苦的年代里，人们只想着如何更好地活下来，即"生于忧患，死于安乐"。

现在的家长，普遍不舍得冻着孩子，也不舍得饿着孩子。这种进化过程中的突然变化，孩子自然要产生一些对应的疾病。我们国家现在的生活富足了，抑郁症也逐渐增多，但很少从"缺少饥寒锻炼"的角度考虑原因。即使对于"速求一死"的重度抑郁症患者，逐渐增加"饥寒"的程度，也可能有效。所以加强这方面的研究，有可能找到预防抑郁甚至哮喘的有效方法。

所以有人早上做耐寒锻炼、喝茶、不吃早餐，能保证一天都精神十足。

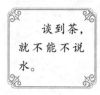
谈到茶，就不能不说水。

不同地区、不同山地产的茶，其所含的气不一样；但不同的水，对这种气的发挥也有影响，这可从熬中药的过程中得到启示。

如果一剂中药是用来健脾补气的，那就要用活性水，如山泉水、矿泉水，最好是瀑布下游的水，这样的水活性强，有升发功能，能助药力发挥作用。古人还发明制作甘清澜水的方法，即把水舀起来，再倒下去，重复上千遍，这样的水就具有了和瀑布下游的水一样的活性，所以又称"千扬水"。

如果是一剂滋阴润肺的中药，就要用到阴寒的井水，这种水没有发散作用，能让药物成分沉积在体内，这就是滋阴了。山东东阿的阿胶就是典型的例子，熬胶用的驴皮是全国各地采购的，甚至是从中亚地区采购来的，但是必须用东阿的地下水来熬制，才是正宗的阿胶。据说东阿有一口古井，用这口井里的水熬出来的阿胶，最有滋阴的效果。这种阴寒的井水，和地表运动中的水，性质是完全不一样的。这种区别无法用现代的科学仪器来检测，不符合"科学"的理念，属于科学家眼里的"伪科学"。所以最近有人称阿胶是"水煮驴皮"，竟然附庸者众多，这些人生活在快餐时代，很难静下心来仔细体会井水和泉水的区别，认为都是H_2O，不会有区别的。不过后来在舆论的压力下，称阿胶是"水煮驴皮"的人为自己的无知道了歉。

当年王安石"三难苏学士"，其中之一是请苏轼带一桶长江中峡的水回来泡茶喝，结果苏轼一时玩得兴起，直到下峡才想起来这事，赶紧取了一桶下峡的水带回来，苏大学士自以为"三峡相连，并无阻隔，上峡流于中峡，中峡流于下峡，昼夜不断。一般样水，难分好歹"。结果王安石一喝就觉得不对，"此水烹阳羡茶，上峡味浓，下峡味淡，中峡浓淡之间。今见茶色半晌方见，故知是下峡"。可见水是有区别的。古人活得多么精致，而现代人多活得粗糙而浅薄，很难有这般敏锐的感觉了。

> 从这个道理上讲，天下第一方"桂枝汤"应该称"桂枝饮"更合适，因为通过快速煎取，其中桂枝的发散成分和芍药的收敛成分正好相抵，效果好。
>
> 如果煮的时间长了，则芍药的涩味占了上风，就会导致腹泻。所以桂枝汤一定不要再煮第二遍。

喝茶既然是喝茶的气，当然最好要用活性的水，也就是山泉水。如果是用井水，则茶叶的天地之气就会大打折扣，不容易挥发出来。所以绿茶或红茶要用热水，十多秒钟就倒出来，慢慢"饮"。中药方剂中有"×××加味饮"，一般是指大火快煎，提取中药中"气"的成分，倒出来是"饮品"；如果小火慢慢熬，把中药的成分彻底溶解到水中，就是"汤剂"了，如补中益气汤。黑茶，对水的要求并不高，可以长时间冲泡，倒出来的就是"茶汤"。

有一个故事：父亲丢了块表，他抱怨着翻腾着四处寻找，可半天也找不到。等他出去了，儿子悄悄进屋，不一会儿就找到了表。

父亲问："你怎么找到的？"儿子说："我就安静地坐

着，一会儿就能听到滴答滴答的声音，表就找到了。"

所以喝茶就要像那个小孩子一样，首先要有一颗宁静的心，仔细体验一片叶子的天地之气，如果是那位烦躁的父亲，只会冒出"水煮驴皮"的念头。

我们吃一块烤地瓜，能勾起我们儿时的记忆，能回想起冬日的野外坐在篝火边的情景。同样，细细品一片凝聚着天地之气的叶子，能让一个人的身心回到这片叶子的产地，但前提是你要有一颗"应"这种"气"的心，甚至是经历。

所以我们喝绿茶、红茶，品的是"气"，需要用热水快速冲泡；而黑茶里沉积的是岁月里的"味"，可多次冲泡，弥久回香。

正确认识"饭前先喝汤，不用开药方"

小的时候，老人总叮嘱"饭前先喝一碗汤，不用大夫开药方"，老人的解释是润润嗓子，别噎着。

到网上查查，这样的说法很多，"饭前先喝汤，苗条又健康""未曾吃饭先喝汤，一生到老胃不伤"。既然这种说法流传甚广，一定是经得住实践检验的好习惯，那么其中的道理是什么呢？正确的做法又是怎样呢？

> 要想长生，腹中要空。
> 要想不死，肠中无屎。

我们体内有"五脏六腑"，中医认为五脏（肝、心、脾、肺、肾）越饱满充实越好，"藏精气而不泄"，要"实"；而六腑（胃、大肠、小肠、膀胱、胆、三焦）是"传化物而不藏"，不能老是充盈，尽量空着为好。所谓"脏要实，腑要空"。我们的胃是腑，吃下去的食物，如果能尽快排空，让胃休息，是最有利于健康的，也是养生、长寿的法宝。

为了加快胃的排空，"饭前喝汤"是行之有效的方法之一。这里要强调的这个汤，绝不是鸡汤、菌菇汤、稀饭一类，指的就是白开水或茶水。因为胃有个特点，如果感知到是食物成分，下面的幽门会闭紧，有利于食物在胃里研磨。所以喝了稀饭和肉汤后，胃的幽门会紧闭，迟迟不能排空。

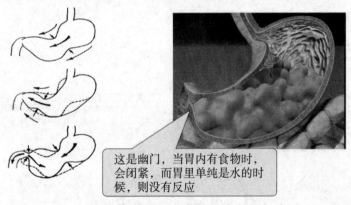

这是幽门，当胃内有食物时，会闭紧，而胃里单纯是水的时候，则没有反应

如果单纯是水，胃不会蠕动，就是一个通道，水很快就会经过幽门到肠道中，所以胃排空的时候，喝上几杯水，也不会有饱胀感。

饭前喝汤，除了不喝肉汤、稀饭外，还有一个关键的环节就是，喝完水不要接着吃饭，最好等几分钟后再吃饭。这样做的目的就是水和饭不要在胃里见面、混合，要分别吸收，这是饭前喝汤的核心原理。

这是因为，当我们吃下食物先在胃里充分研磨后，幽门再裹着食物一点点送到肠道中。食物很稠的时候，容易裹住，排空也快，但是太稀的食物，水和饭混在一起的状态，胃的蠕动波裹不住，食物总是返回来，导致胃迟迟不能排空。"水停曰饮，饮凝曰痰。"水在胃里下不去就是中医所说的"饮"；时间再长，就是"痰"了，即"痰饮证"。

胃排空变慢，会导致食物在胃内长时间发酵，患者表现为胃火大、易发火、莫名其妙地心烦，以及其他诸多症状，如咽炎、胸闷、咽痒、胸前区烧灼感、后背疼痛、后背胀满感、

> 很少有人想到，这些莫名的症状会与吃饭有关。

阵发性刺激性剧烈咳嗽、晨起恶心口苦、咳嗽性尿失禁、咳嗽性晕厥等。但一般想不到是胃的原因导致的。这种咳嗽的特点是多数人夜间加重，喝点水，把食管里的胃酸冲下去，能缓解几分钟。晚上躺不下，不停地喝水，反而肚子里的水越来越多，加重反流，形成恶性循环。

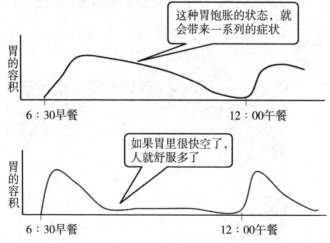

这种胃饱胀的状态，就会带来一系列的症状

如果胃里很快空了，人就舒服多了

既然人生活中的每一天都离不开水，什么时间喝应该有讲究，提前几分钟喝水是最合理的。当然也可以饭后两小时再

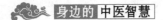
喝，一般这时候胃也空了，效果是一样的。但许多人胃排空太慢，三个多小时后胃里还有食物残留，这种情况下，饭后喝水仍然会排空变慢，不利于健康，所以还是饭前喝水最保险。

像下面这个情况，胃壁薄，动力差，排空明显变慢。

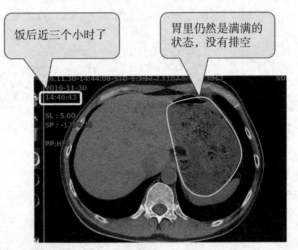

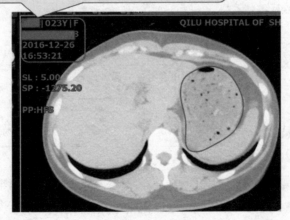

这种饮食方法是针对胃壁薄、收缩乏力的人群，这也是现代人的通病。而健壮的人，外面的肌肉发达，内部的胃壁也厚，消化能力很好，例如农民工、运动员等，怎么吃都没问题，没必要这么讲究。

不仅是水和饭，不要在胃中碰头，其他的面条、水饺、馄饨、拉面，都是在水中煮过的食物，相当于提前把水和饭混合了，都不利于消化。其他的还有汤泡饭、边吃饭边喝水都和稀饭是一样的道理。

并且，先嚼后咽，这个步骤不能省。因为咀嚼是分泌唾液的过程，我们喝下去的稀饭全是淀粉，少了这道程序，就缺少了唾液淀粉酶的帮助，而胃只是分泌蛋白酶，并不分泌淀粉酶，所以吃肉可以不用咀嚼，"酒肉穿肠过"，而喝稀饭不咀嚼，就不容易消化。

许多人长期胃不好，医生却告诉她回去吃点软的、喝点稀的，其实这是想当然的观点，窃以为并不科学。所以许多老年人，牙齿一脱落，不能吃硬饭了，身体健康状况就开始下降。"牙口好"，也就成了老年人骄傲的资本，因为"牙口好，胃口就好"。

其他有利于胃肠排空的方法是吃饭要慢。胃的生理机制之一是"容受性扩张"，食物进入胃的时候，要有个适应过程，保持胃里压力不变，如果食物进入太快，来不及适应，就会带来胃肠功能紊乱。所以吃饭的时候，要心平气和、慢慢咀嚼，仔细体会每一口饭菜的滋味儿，这其实就是最简单的享受生活的过程。如果生闷气、心情不畅的时候吃东西，无异于吃毒药。

吃饭的时候不要谈论不高兴的事儿，更不能训斥孩子，因为胃和情绪关系最为密切，情绪波动会犯胃病，这也是人之常情。所以保持舒畅的心情，是养胃的重要前提。

前面说的"心平气和、细嚼慢咽""不喝稀饭"，其实是"养胃"的策略，我们也有"治胃"的方剂，但只是辅助方法，不能依靠药物。《伤寒论》中提到，"阳明之为病，胃家实是也"（有人也认为是"胃中寒"），说的就是胃肠排空变慢导致的症状。治疗的原则也是针对"厚肠胃，降逆止吐"的，也就是增加胃的厚度使之变得有力，刺激胃肠的蠕动促进排空。如大、小承气汤，半夏厚朴汤，藿香正气水等。

最后一点就是不宜饱食。很多人也有切身体会，吃饱了不舒服，尤其是晚上。古人有"过午不食""饿治百病"的说法，是很有道理的。

一只气球，吹到一半大小的时候，松开后能完全缩回去。吹得太大，缩回去的力量明显减小，即使缩回去也是很松弛的样子。胃也是如此，长期饱满的状态就会导致胃壁变薄，回缩乏力，我们不吃饱，就是中医所说的"厚肠胃"了。

开篇还提到"饭前喝汤，苗条健康"，这种饮食习惯和身材还有关系吗？这可太有诱惑力了。

这当然有关系了。老百姓的话流传到现在，定有其道理，并且老百姓还说："饭后喝汤，越喝越胖。"除了喝稀饭外，饭后接着喝水，也会使胃排空减慢，导致胃热、烧心、乏力，看中医的时候就说是"湿气太重"，表现为舌体胖大。也就是氧自由基太多，能量燃烧不充分，沉积物太多，导致肥胖。所以有人认为，肥胖的原因不是吃得太多，而是排出太少。

为了让食物在体内充分吸收利用，还要注意不要吃太多阴寒食物，如海鲜、牛奶、水果等，要以面食为主，即"五谷为养"。五谷相当于98号汽油，能充分燃烧，无残留；海鲜相当于柴油，热量高，沉积物也多，配上阴寒的啤酒，"脏寒生满病"，啤酒肚应运而生。

所以只要胃舒服了，新陈代谢就会正常，体内的垃圾残留减少，自然会苗条健康。

饭　醉

我们知道酒醉，却很少知道吃饭也会醉。

吃饱饭以后，人就有一种想睡觉的冲动。这是由于刚刚吃过饭，全身血液集中供向消化系统，脑血流量就减少，从而导致大脑活动兴奋性降低，因此就想睡觉。这不仅是人类，动物也是如此，吃饱的狮子躺在树底下，懒洋洋的，不愿动弹。而在饥饿的状态，动物会表现得非常机敏，这也是进化的必然结果。

人也是如此，所以在著名的《卡尔威特的教育》一书中明确提到"贪吃使人愚笨""胃过于疲劳会使大脑功能减弱，所以贪吃会使人蠢笨"，其中还举了一个例子：

哥罗德是我们这一带有名的小胖子，他的父母给儿子吃最好的东西，穿最好的衣服，可以说对儿子百依百顺，千般迁就。只要儿子想吃的东西，他们都要绞尽脑汁地给儿子弄到。

哥罗德由于长得胖，行动缓慢笨拙，几乎无法和别的孩子一块玩，甚至还有的孩子欺负他。每当受欺负后回家哭闹时，他的父母解决问题的唯一办法，还是吃。他们以为在儿子身上，只要给他吃好喝好，问题自然解决。

哥罗德由于太爱吃东西，以至于他在看书和学习时也要拿一些点心在手中。我也问过他的父母，孩子的学习怎么样。他们只能一边摇头，一边叹气。哥罗德为什么会这样呢？我认为这完全应归罪于他愚蠢的父母。

不幸的是，这种做法在我们周围很常见。

末代皇帝溥仪在他的自传中提到，在他七八岁的时候，宫里的太监严格按照规定，给他吃七成饱，所以他偶尔会到后面偷东西吃，抓到后就会挨打。皇宫里的这些规定一定是历经多年传承，有深刻的道理，包含着我们祖先的智慧。如果现在的孩子也经常吃七分饱，那就是享受皇帝的待遇了。

早在1773年，明代医学家沈金鳌记载："食方已，即困倦欲卧，脾气弱，不胜食气也，俗名饭醉。"尤其是夏秋季节，这个时候人出汗比较多，胃的功能下降，脾的运化能力也比较单薄，就更易招致"饭醉"了。

我们吃饭，补充能量，是为了学习和工作，所以应该尽量缩短食物吸收的时间。我们体内的血液总量是固定的，用于消化食物的时候，大脑的血液就会减少，人也就会变得昏昏沉沉，谓之"食后昏困"。人总是处在消化食物的状态，上顿没消化完，又到了该吃饭的时间了，总是在"饭醉"状态，就谈不上学习成绩和工作效率了。吃饭，吸收，有了能量，是为了工作；如果频繁地进食或饱食，工作学习的时间就被压缩，仿佛活着的时间就是为了吸收食物，这样的人没有搞清楚"吃饭是为了活着，还是活着是为了吃饭"。所以说"贪吃使人愚笨"。

我们提倡节食，缩短消化的时间，但并不提倡缩短进食的时间。相反，心情平和、细嚼慢咽，会促进消化，减少"饭醉"的可能。人心情放松的时候，唾液分泌充分，胃肠蠕动有力，利于食物的分解和胃排空。唾液中含有淀粉酶，我们吃的面食基本是淀粉，如果进食太快，缺少了淀粉酶的帮助，就很难消化；胃里只有蛋白酶，如果吃肉食，吃快了倒没有什么，而吃面食，就要先咀嚼、后吞咽，这个步骤不能省，否则就会使胃酸增多，不舒服。喝稀饭、吃面条也会如此，省去了咀嚼和分泌唾液的过程，容易出现"饭醉"的状态。

有时我们吃的不是饭，而是一种心情。许多人吃饭时狼吞虎咽，还作为自己办事利索的象征，其实这并不是值得炫耀的事情。吃饭其实也是我们调整一天节奏的节点，把这顿饭心平气和地吃完，接下来的工作也会有条不紊。吃饭风风火火，接下来的工作也容易杂乱无章。吃饭是理顺心情的一种方式，古人早晨慢慢梳头，也是调整一天节奏的方式，"梳尽满头烦恼丝"。专心地把每一顿饭吃好，品尝到每一口饭的滋味，这就是一种修行，这和在寺庙里打坐、道观里修道是一样的道理。

我们常说享受胜利后的喜悦，但是我们好不容易培养出来饥饿的感觉，而满足饥饿感就是一种生活的快乐，我们不应该狼吞虎咽地填饱肚子，把这个过程忽视掉。当我们匆忙地吃完饭去工作，挣更多的钱，将来过更好的生活，可是连眼前的快乐都视而不见，不知道享受，挣再多的钱又有什么用！

所以吃饭是一种享受，而不是一种例行工作，更不是一种负担。吃饭是为了不饿，所以不饿的时候，没必要例行公事般地到点吃饭。心情不好的时候，一定不要吃东西，生着闷气吃饭，是对身体的摧残，成了对身体"犯罪"了。所以孩子吃饭的时候，一定不要谈不高兴的事情，更别说打骂了。中医讲究"五音对五脏"，也就是说"宫、商、角、徵、羽"对应人体的脾、肺、肝、心、肾，所以在吃饭的时候，最好听宫调的音乐，也就是C调的音乐。如果播放充满激情的角调的音乐，就不合适了。

"饭醉"之害，不比"酒醉"轻。吃饭如同给汽车加油，跑多少路，耗多少油。因暴饮暴食导致急性肠胃炎、急性胰腺炎，以及急性胃扩张诱发胃穿孔，危及患者生命的例子屡见不鲜。尤其是患有胃肠或肝、胆、胰腺疾病的人，更易"饭醉"，《黄帝内经》开篇即提到"食饮有节"。"酒驾"当禁，其实饭后开车，很容易犯困，也要慎重。

关于肺间质纤维化的思考

师从陶老师以来，接触最多的就是肺纤维化患者。三十多年来，陶老师救治全国各地危重肺纤维化患者上千例，在肺纤维化的治疗方面有深入的研究和独到的见解，在国内有极高的威望。我在跟随陶老师的过程中，也在思考这个令人谈之色变的顽疾。

2016年6月，《中国特发性肺间质纤维化专家共识》发表，上一版应该是在2002年，十四年磨一剑，终于有了中国自己的共识。在这个共识中，没有提到目前的IPF的流行病学。但是据陶老师观察，肺纤维化发病率在近几年来有明显上升趋势。在英国，肺纤维化的发病率每年以11%的速度递增，且与人口老龄化和诊断率提高无关。

这个指南在诊断上继续强调HRCT的UIP表现及分布特点。

治疗方面也没有多少新进展。①氧疗、呼吸机、康复训练。在一定程度上能改善症状，推荐级别不高，不妨一试；②吡非尼酮、尼达尼布、抗酸剂、富露施。推荐级别：不一定有效，酌情用；③肺移植。当然很美好，这几年门槛也低了，如有条件，可积极争取；④泼尼松+硫唑嘌呤+NAC、抗凝、西地那非、波生坦、伊马替尼。曾经推荐过，现在不再推荐应用；⑤激素、CTX、环孢A。加重期可用，在病情平稳的时候不主张用。

通过这个指南可以看出，虽然适合中国国情，但没有多少新意，只是在通过影像诊断IPF上费了不少脑筋，对治疗帮助并不大。试想，通过CT影像诊断结核、真菌还是肺炎立克次体的感染，靠谱吗？病因诊断才是硬道理。

不仅是中国，2015年ATS/ERS（美国与欧洲的呼吸协会）的指南也没有新鲜内容，对一些有希望的药物也是有条件地推荐或不推荐，而我们需要的是推荐我们做什么，遗憾的是，到目前为止，实在没有什么可大力推荐的。

2015年特发性肺纤维化ATS/ERS国际指南更新：

问题1：IPF患者是否应该接受抗凝药物治疗？

建议：除非患者有其他疾病需要，否则不推荐使用华法林进行抗凝治疗（强不推荐，⊕⊕⊖⊖）。

问题2：IPF患者是否应该接受酪氨酸激酶抑制剂伊马替尼治疗？

建议：不推荐使用伊马替尼进行治疗（强不推荐，⊕⊕⊕⊖）。

问题3：IPF患者是否应该接受泼尼松+硫唑嘌呤+乙酰半胱氨酸三联治疗？

建议：不推荐使用泼尼松+硫唑嘌呤+乙酰半胱氨酸联合治疗（强不推荐，⊕⊕⊖⊖）。

问题4：IPF患者是否应该接受选择性ETA（内皮素受体拮抗剂）安贝生坦治疗？

建议：不管IPF患者是否存在肺动脉高压，不推荐使用安贝生坦进行治疗（强不推荐，⊕⊕⊖⊖）。

问题5：IPF患者是否应该接受酪氨酸激酶抑制剂尼达尼布治疗？

建议：可以使用尼达尼布进行治疗（有条件推荐，⊕⊕⊕⊖）。

问题6：IPF患者是否应该接受磷酸二酯酶5型抑制剂西地那非治疗？

建议：不建议使用西地那非治疗IPF（有条件不推荐，⊕⊕⊕⊖）。

问题7：IPF患者是否应该接受内皮素受体A和B双重拮抗剂波生坦或马西替坦治疗？

建议：不建议使用波生坦或马西替坦治疗IPF（有条件不推荐，⊕⊕⊖⊖）。

问题8：IPF患者是否应该接受乙酰半胱氨酸单药治疗？

建议：不建议使用乙酰半胱氨酸单药治疗IPF（有条件不推荐，⊕⊕⊖⊖）。

问题9：IPF患者应该接受双侧肺移植还是单侧肺移植？

建议：委员会尚未对此做出推荐。

问题10：IPF患者合并肺动脉高压时，是否应该治疗肺动脉高压？

建议：委员会尚未对此做出推荐。

我们是不是不要受指南的束缚，重新审视肺纤维化？我在跟随陶老师的过程中，逐渐有了一些体会，整理如下：

1. 关于碘在发病中的作用

碘有可能在发病过程中起一个重要的作用。碘酒消毒的原理就是利用了碘的氧化作用，而肺纤维化的发病机理目前公认的就是一个氧化应激的过程。一切的临床和病理表现都围绕着氧化应激而展开。

沿海地区摄取碘的概率较大。吸入的碘更容易带来肺的损伤。碘盐的普及和海产品的运输也加大了内陆地区的碘摄取量。

廖二元在《内分泌学（第二版）》中提到，沿海地区空气中碘含量是内陆地区的上百倍。

这本书中还提到，碘确实可形成氧自由基，诱导氧化应激。

胺碘酮是导致肺纤维化较为明确的药物，其中的碘很可能是主要致病因子，现在在影像学中造影剂的应用也越来越普遍，因为造影剂大多含碘。

碘有可能是个外因，还需要一些内因的促进，如性格内向、生闷气、胃火大等。

摄入的碘，90%会聚集在甲状腺中，甚至形成甲状腺肿，如果摄入太多，会对其他器官造成损伤，如肺泡。

2. 性格在发病中的作用

女性患者，48岁，IPF病史5年，2016年6月因特发性间质纤维化急性加重（AEIPF）去世。CT呈典型的UIP叠加DAD表现。

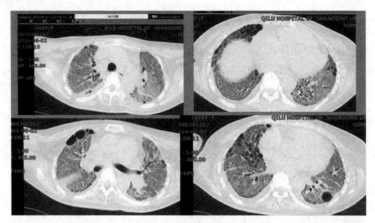

这位患者性格表现为固执、较真、钻牛角尖。不是跟自己较劲，就是跟别人较劲。在北京某医院住院期间，罗列了一整页纸的关于IPF的问题，教授也没法解答，因为本来就是搞不清楚的疾病。但患者认为医生就应该知道怎么办。

这种人当然容易"上火"，这其实就是氧自由基增多的表现，加重了肺内的氧化应激。

这就应了那句流传千遍的话"性格决定命运"，他的家人也承认这一点。春节期间，无锡那边已经联系好了肺源，由于患者自己感觉还可以，固执己见，认为自己可以创造奇迹，错过了机会，6月份加重的时候，为时已晚，无力回天，也没有力气再"较真"了，只有向疾病屈服。

在5年的治疗过程中，患者一直表现为多疑，对医生不信任，排斥激素，性格决定了最终命运。她的家属反映了一个情况，值得关注，在5年的反复求医过程中，住在一个病房的肺纤维化患者，大多是这种偏执的性格。

3. 胃食管反流（GERD）与肺纤维化

GERD在IPF发病中的作用已得到重视，即使没有反酸烧心的症状，也建议抑酸治疗。

我国的GERD并不少见，只是在"找证据"的思维指导下，大部分患者被漏诊了。而在欧洲，根据病史就可诊为GERD。慢性咳嗽的病因中，欧洲有40%是GERD，在中国是12%，最为教条的日本只有0.5%。并不是真的有这么大的差别，只是医生的认知有差别。

在治疗上，现在把应用质子泵抑制剂（PPI）当作治疗GERD的全部。如果应用PPI四周后不见好转，就可排除GERD。其实老百姓都知道，胃病靠养，而不是治。PPI最多起一点辅助作用而已。

我发现肺纤维化的患者，不管有没有烧心反酸症状，往往有这样的饮食习惯：进食快，喜流质，喜甜食，易饱食，边吃边饮水。这就有了胃食管反流的倾向。有一部分早期肺纤维化患者，我让他们改变了上述饮食习惯，病情得到控制。

例如：杨××，男，65岁。他们一家人都有不好的饮食习惯，吃饭快、喜流质等。后来我让他们改变了饮食习惯，肺纤维化也没有再加重。一年多来，病情稳定。

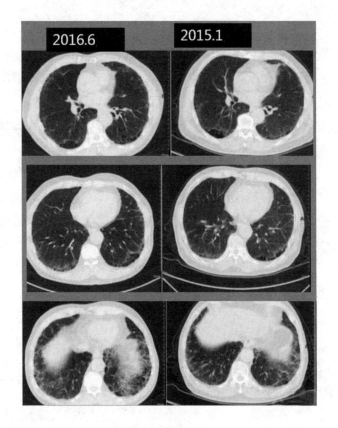

4. 肾上腺皮质功能与肺纤维化

《内科学》上明确指出，肺纤维化多见于50岁以上的患者。这部分患者肾上腺皮质功能明显减退了。有许多文章也在研究下丘脑-垂体-肾上腺皮质轴（PAH）在IPF发病中的作用。

其中的糖皮质激素是一种应激激素，在应激状态下会大量分泌。让人郁闷的是，现在没有很好的方法评价肾上腺皮质功能。

生气、上火、紧张，都会让肾上腺皮质功能长期处于应激状态，有的会锻炼的功能强大，有的则衰竭。

现代人还普遍存在一个情况是日照时间短，晨起阳光的照射对于提升一天的阳气很重要。但是现在两头不见太阳的人太多了，这在相关章节中有详细解释。这个阳气就是肾上腺皮质功能。

"激素"中的"激"就是"激发"的意思，把体内的元气激发出来，实际上就是透支。根据中医理论，这部分元气是先天的，是不可再生的那部分。包括脑髓、骨髓、精髓。所以不要轻易用激素，现代人感冒发热就用激素，太不值得。这部分元气是需要慢慢消耗的，早一天耗没了，早一天生命就结束了。

有的人应用激素效果好，有的则差。我想可能是这样的，元气足的患者，还可激发，效果好；元气弱的，虽有一过性好转，但随后病情会急转直下。但是"元气"是无法量化的，所以这种观点不被西医思维接受。

中医和西医的区别不仅仅是"鸡同鸭讲"，而是理解的层次不一样。中医注重的是大方向，一个"道"，具体走哪条路，坐什么车，并不在意。而西医注重的是哪条细胞通路，哪种因子起作用，坐什么车，走几号高速公路这样一些细节问题。

按照中医理论，激素诱发骨质疏松的原因就好解释了，那就是骨髓功能的透支，早早地老化了。这和西医的解释完全不一样。

而西医对这个问题的解释是：皮质激素通过促进破骨

细胞介导的骨吸收及抑制成骨细胞介导的骨形成引起骨质疏松，其作用机制包括：

（1）影响钙稳态：糖皮质激素抑制小肠对钙、磷的吸收，增加尿钙排泄，引起继发性甲状旁腺功能亢进，持续的甲状旁腺素（PTH）水平增高可促进骨吸收。

（2）对性激素的作用：糖皮质激素可降低内源性垂体促性腺激素水平并抑制肾上腺雄激素合成，促黄体激素（LH）水平的降低引起雌激素及睾酮合成减少，诱发骨质疏松。

（3）抑制骨形成：长期应用糖皮质激素可抑制成骨细胞增殖、与基质结合及胶原和非胶原蛋白质的合成。

（4）其他作用：糖皮质激素引起的肌病及肌力下降可导致骨丢失。此外，患者本身的炎性疾病及合并用药（如环孢素）也可导致骨质疏松。

还有一种说法是，糖皮质激素能直接抑制骨形成，降低肠道对钙的吸收，增加肾脏对钙的排泄，继发甲状腺功能障碍，以及性激素的产生。长期使用激素会出现骨质疏松，具体机制未明。

从中可以看出，中医讲的是一个大方向，即"道"；西医研究的是细节。

5.阴寒体质与肺纤维化

现在的阴寒体质很多，只是关注的不多。表现为吃东西不易消化或生成较多的半成品，如高尿酸血症、高脂血症等。这种人易考虑生活负面，生闷气，不是跟自己较劲，就是找别人较劲，看什么都不顺眼。

这些阴寒物太多，循环到肺部，沉积下来，加重肺内的氧化应激，造成肺泡的损伤。

前面提及的那位AE-IPF的患者，就住在青岛的浮山前，不仅经常吸着富含碘的海风，可能还有海鲜啤酒带来的阴寒物质的积聚，加上偏执的性格。IPF可能就是这些内因外因共同作用的结果。许多人却在不经意间制造着这种阴寒体质。

小腹是需要温度高的地方，我们常说"热心肠"，心经和小肠经互为表里，就像我们说的肺与大肠相表里一样。心与小肠是人体内温度最高的地方，也是体内最不易长肿瘤的地方，因为肿瘤是怕热的。这两个地方温度高了，人体吸收热量就充分，有精神，就会感觉很舒服，心情好，看什么都顺眼，愿意帮助别人，是"热心肠"的人。

心肠温度低的人，也就是"寒心"的人，看什么都不顺眼，总想着生活中的负面，花朵的颜色也不鲜艳，鸟鸣声也不好听。总觉得别人和他过不去。

这是因为，我们的小腹就是一个高效的发酵池，吃过的饭在几个小时内就发酵分解吸收掉，这比酒厂的发酵池高效多了。这需要细菌，更需要温度，各种酶至少需要37℃才能发挥作用，如果低于这个温度，就只能生产许多半成品，不能充分燃烧，于是血中的尿酸、胆固醇就会升高。这就是《内经》中所说"脏寒生满病"。肚脐下有个穴位是"丹田"，相当于炼丹的地方，温度低了怎么行？

许多人在努力制造这种"脏寒"的状态，除了趴在草场上，还喜欢穿露脐装。不仅从外部降低小肠温度，还从内部降低，如夏天吃雪糕、喝冷饮。最容易上当的是碳酸饮料，这种含气饮料在体内吸收大量的热量，才能变成气态，谓之"气化热"。所以喝可乐易长胖的原因并不是其中含的糖分，而是体内为了自保产生的脂肪保温层，尤其是保证肝、肾的保暖，需要一层脂肪包裹住。同样的道理也体现在啤酒上，我们听说过啤酒肚，却不曾听说过白酒肚，并且觉得啤酒不够寒，还要喝冰镇啤酒。所以有人经常抱怨"喝凉水也长肉"是有道理的。喝热水，内脏不凉了，就不容易长肉。不光是内脏，四肢受凉后，也会本能地产生脂肪保温，本想显示优雅，却适得其反。

脏寒后体内"炼精化气，炼气化神"的能力就不足，能量不足，也没有精神，这也是抑郁症的根本。情绪看起来是意识层面的，背后其实都有着物质基础。当你老婆总发脾气时，你把她的小腹焐热了就好了。

脏寒既然会导致代谢不充分，体内垃圾增多，谁又能否认不会导致肺纤维化呢？

6. 肺与大肠相表里，提示我们什么？

根据中医理论，肝与胆，胃与脾，心与小肠，这都是相互影响的脏器。今天我们谈的是肺纤维化，而肺与大肠是相表里的。

有人住新装修的房子，带来的却是腹泻，通过大肠排出吸入的毒素。那么大肠如果吸收了一些有害的物质，会不会导致肺的病变？

这就提示我们，治疗IPF，是否需要从大肠入手？

另有"肺主皮毛"，反过来，皮肤是否对肺也有作用？

7. 肺移植的启示

几年前，请一位胸外科专家会诊，当时谈了一个病例，就是肺纤维化晚期，单侧肺移植后，应用普乐可复（FK506）等抗排异药物，另一侧未移植的纤维化肺竟然明显好转了。

新指南里并不推荐应用这类药，我想未必。在无药可用的情况下，完全可以应用普乐可复以及骁悉等抗排异药物。

8. 百草枯中毒的启示

目前农药中毒的患者中，大多数是服用百草枯导致的，这些患者即使生存下来，也会留下不同程度的肺纤维化。百草枯是导致肺纤维化最为确切的物质，其灭草作用是通过强氧化实现的，氧化应激导致了肺损伤，肺损伤后的修复导致了纤维化。

吸烟后也会导致肺损伤，这个过程较百草枯要温和些。部分患者修复能力不足，则表现为COPD，而部分患者的肺泡则非要跟尼古丁较劲，卖力地修复，于是导致纤维化，也带来了肿瘤的高发。所以我一向认为COPD患者肺癌高发是错误的，只是吸烟的两个平行后果而已。

从2017年7月1日开始，我国禁用百草枯，以杜绝此类中毒的发生和对环境的破坏。

9. 放射性肺炎的启示

放射性肺炎和百草枯中毒有些类似，先是肺泡的损伤，随后是修复，过度修复导致纤维化。

有的人是瘢痕体质，这是一个修复过度的状态。北京张杰教授曾有篇文章，通过检测几个蛋白因子，推断一个人是否为瘢痕体质，为是否在气道内放置支架提供参考。那么这几个因子，是不是可以预测肺纤维化呢？

10. 一些罕见的有可能导致纤维化的病因

（1）现在各级医院都用电脑写病历，当然也要用打印机，墨盒漏的碳粉很容易沉积在我们的肺泡壁。谁又能否认这种细小的碳粉不会导致纤维化呢？

（2）"爆米花肺"——另类的尘肺病

一些人在长期食用爆米花后患了肺病，这种肺病与一些在爆米花厂工作的工人所患的肺病一样，俗称"爆米花肺"，轻则让人呼吸困难，表现为闭塞性细支气管炎，咳嗽不止；重则出现肺组织纤维化，基本丧失功能，甚至死亡。

建议：最好少吃此类食品，或在打开爆米花袋时，先散一下气味，直到几乎闻不到奶油味的时候再吃。

谁能想到奶香味的爆米花也会导致肺纤维化？这是因为奶油中含有一种双乙酰的物质，这种双乙酰竟然能用于糖果、焙烤食品、宠物食品、人造黄油、快餐和各种零食中，这真有可能是潜伏的敌人。

这种奶油并非是通过吸入肺部造成伤害，而是进入血液，在肺毛细血管中滞留，并发生氧化应激反应，导致肺的破坏。

IPF很可能就是这样一些能导致氧化应激的因子，循环到肺毛细血管的时候被过滤下来，所以IPF患者开始是下肺明显，喜欢平卧位，因为这样上肺血流增多，缺氧得到改善。后来背部病变也加重时，俯卧位缺氧会减轻。

以后遇到IPF的患者，应该问一下，是不是摄入了较多的曲奇饼、生日蛋糕、烘烤食品、爆米花？不经意的小细节，有可能揭开大真相。

这种食品添加剂，只是发出奶油的味道罢了。其实和汽油、塑料没有什么区别。如果汽油能发出橘子味的话，我们就可以用汽油勾兑橘子汁了。

（3）我们点的蚊香，是不是值得怀疑？

能把蚊子熏倒的气味，一整夜地吸到肺里，想想也好不到哪里去，只是没有人研究。

还有现在供奉用的香，也不全是天然的了。即使是天然的又能怎样？植物为了对付虫害，自然会产生许多毒素，这也是中药药性的来源。

（4）尼龙植绒相关性间质性肺病

也就是我们常说的尼龙布面料，毛茸茸的，用于玩具、包装等，是将细小的短纤维——由二胺氨甲酸或丙酰胺和有机二酸通过酰胺进行连接的高分子材料，用黏合剂固定在另一种面料上。这种短纤维可吸入到肺部，导致间质性肺病。

1996年，美国职业安全与健康国立研究院发现，同一家企业的2名年轻的男性工人暴露于尼龙植绒导致间质性肺病。毒理学研究结果显示，气管内滴入尼龙植绒的大鼠可出现细支气管中心性炎症。尼龙植绒相关性ILD呈慢性或亚急性病程，病理显示非特异性间质性肺炎（NSIP），其典型表现是淋巴细胞性细支气管炎。

以后见了IPF患者，要问一下，家里是不是有掉毛的面料，尤其是尼绒布。还有纱窗用的密封条，时间长了会风化，变成细粉状，也会被人吸到肺里去。

（5）既然有香味的奶油可致"爆米花肺"，我们吃的馒头安全吗？

馒头里添加滑石粉已是公开的秘密，而目前国内也没有真正的医用滑石粉，是因为其中的石棉难以去除，这些细小石棉会不会入血沉积在肺？

就连强生公司的爽身粉也不能把石棉剔除，惹了一场官司，赔了数亿美元。

还有石膏。以前经典的豆腐是用卤水做的，而现在是用石膏，无形中添加了一味中药，好在石膏是寒凉药，清肺火的，但也不能否认其中有杂质伤害肺。

前几天的一则新闻，一位院士喊话了，现在是食品最安全的时期。或许他的意思是以后就没这么安全了。

IPF的根本还是氧化应激，吃精米、精面本身就是吃最易上火的那部分。麸皮是平抑中和这些毒火的。如果把麸皮和白面放在一起，总是麸皮先生虫、先发霉，虫子都知道白面不是好东西，人类却为了口感好、颜色白，挑选有毒的部分吃。

据说给猪喂白面，反而长得慢。滑石粉不仅降低成本，还迎合人们喜欢白的心理。造物主给我们的食品本来就是阴阳平衡体，我们挑选其中一部分吃，当然就把身体吃偏了。

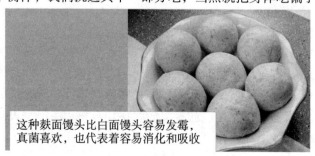

这种麸面馒头比白面馒头容易发霉，真菌喜欢，也代表着容易消化和吸收

11. 谈一下"IPF"

IPF，idiopathic的意思是特发的，也就是原因不清的，如果原因清楚了，就不能在此列。

NSIP，nonspecific的意思是非特异性的，一般用于感染。原因明确的细菌，如结核，是特异性的感染；病原菌不明的，应该就是非特异的了，不知国外为何要用在间质性肺炎当中。我想可能就是泛指，其实也相当于原因不清楚的意思。

现在有了INSIP，"特发性非特异性间质性肺炎"，不明白是什么意思，原因不清楚的其他所有的间质性肺炎吗？我们跟着国外跑，终于把自己绕糊涂了。

这厢还没有弄明白"idiopathic""nonspecific"，又出现COP，"cryptogenic"，即隐源性，好像意思是病因很隐蔽，即原因不清。还有原发性（primary）一词，与继发性相对应，也有原因不清之意。不知道外国人是如何区分这些词的。

2016版共识中，LIP、PPFE前面都要尊称"特发性"，即ILIP、IPPFE，因为原因不清。照这个解释，AIP、DIP、RB-ILD前面都要加上"I"才可以，因为没有人能讲清楚它们的病因。

上面是关于肺纤维化的诊断问题，接下来的内容是关于治疗方面的。

12. 氢气的治疗作用

氢气是近几年研究的热点，氢气可以治疗的疾病多达63种，涉及肿瘤、糖尿病、心脏病、动脉硬化、风湿性疾病、脑血管病等，与氧化应激有关的疾病均有作用，但是没有一篇文章提到对肺纤维化的作用。

我想并不是没有作用，而是被大家忽视了。这正给我们提供了研究的机会。

氢气的治疗作用主要是通过抗氧化机制来实现的，面对氧化应激导致的肺纤维化，这正是我们要找的灵丹妙药。

人体内离不开氧自由基，这是人体通过氧化作用提供能量必不可少的步骤。就像汽车要有动力，必须要产生尾气一样。

人体早就设计好了清除这些尾气的方法。肠道中每天产生最多的气体竟然是氢气（16.7%），这种小分子的气体可以自由出入细胞，中和体内的氧自由基。氢气中和体内氧自由基的特点是选择性地清除，这和其他的还原剂并不一样。毕竟是"道法自然"的做法。氢气清除的是危害大的亚硝基阴离子和羟自由基，对于NO、H_2O_2，则选择性地无作用。

人体既然设计好了，产生氢气，对抗氧化应激，现在为何氢气"忙不过来"了呢？一是现代人吃得太多，产生的氧自由基也多；二是肠道菌群失调，产生的氢气太少。

我自己买过一台氢气发生机，产生的氢气是可以点燃的。

13. 抗氧化剂

既然IPF的发病是因为氧化应激，那么所有具有还原作用的药物都应引起我们的关注。我们不应总围绕着尼达尼布、波生坦、伊马替尼、吡啡尼酮做文章，一些老药也应引起我们的重视。如还原型谷胱甘肽、维生素E、依达拉奉、还原型辅酶Q10。

14. 沙利度胺

沙利度胺又称"反应停"。对IPF导致的咳嗽有效，同时也是促进凋亡的药物，对中枢有抑制作用。这其实是一种很神奇的药物，只是当年导致了大量的"海豹儿"而大受牵连，名誉扫地。

沙利度胺有多种作用，能增强人体的阳气，具有免疫调节、抑制血管生成及抗肿瘤、镇静止痒等功用，对数十种疾病都有治疗作用。其中包括对风湿免疫性疾病的治疗，许多风湿病会合并肺纤维化，所以应该是一个类型的疾病。所以有理由认为，沙利度胺对肺间质纤维化也会有治疗作用，只是没有人关注。

15. 日光的作用

前面已经提到，IPF很可能与人体的阳气不足有关。

当晨起的第一缕阳光照到脸上，可以提升一天的阳气，实质上就是锻炼肾上腺皮质功能，这对于IPF是很关键的。现代人大多数时间在写字楼里，两头不见阳光，是导致肾上腺皮质功能下降的原因之一。

16. TNF-α 拮抗剂的作用

TNF-α可导致肉芽增生和纤维化，其拮抗剂可破坏纤维化，让里面的结核菌跑出来，这是TNF-α拮抗剂（英夫利昔单抗，类克）导致结核易复发的原因。

IPF是纤维增生的疾病，类克可促进肉芽肿的纤维组织凋亡，不正是我们想要的吗？

17. 抗生素的功与过

从来没有哪个指南建议IPF应用抗生素。但医生会习惯性地把抗生素作为必选医嘱。

患者也会认为提高抗生素等级会对这个"肺炎"有作用。殊不知这个"炎"是"火上加火",是inflammation,而不是细菌导致的感染(infection)。

我在机化性肺炎(包括COP)的治疗中有一个体会,越用抗生素,症状越加重。尤其是"××霉素"类,这些"发霉"的东西,本身就是一个抗原。

所以抗生素在IPF的治疗中是"敌人"还是"朋友"值得我们警惕。一般严重的IPF患者住院期间都会享用抗生素的"豪华配置",如万古霉素、伏立康唑、美罗培南等。

不断增加治疗力度的并非是好医生,果断停用才彰显艺术与魄力。遍地撒网全覆盖的治疗策略是最没有技巧的,是"医匠"作风。

所以,IPF患者是否一定要应用抗生素,是值得思考的问题。

18. 吸氧的是与非

吸氧致新生儿视网膜增生失明的常识已深入人心了。正常人吸氧的坏处却没有引起重视。

高氧血症是指体内PaO_2大于120 mmHg的状态。

物无美恶,过则为灾。包括氧气。经常有患者查出PaO_2在120 mmHg以上,却熟视无睹。殊不知患者在这种高氧的溺爱下失去了锻炼低氧的机会,悄悄地遭受着氧化应激的危害。

曾有研究显示，低氧可增加ARDS的存活率，而高浓度吸氧是导致ARDS的原因之一。

所以，让肺纤维化患者尽快适应85%左右的SPO_2，是保证"存活"的重要前提。非要保证SPO_2 100%是错误的，是饮鸩止渴，只会加快病情的进展。

19. 神奇的中医药

跟随陶老师多年，屡屡见证中医药创造的奇迹，心中充满了敬佩。

2015年我曾到山东省中医院陶凯教授那里参加查房，30多张床位，有一半是外省的患者，均是病情复杂、反复求医、随身携带大摞病历的患者。

陶老师在肺纤维化的诊断与治疗方面有完整的理论，我整理了陶教授的中医思路，大致如下：

分期辨治

急性加重期

（1）气虚风热犯肺。治法：益气疏风解表，止咳化痰平喘。

（2）阴虚燥热伤肺。治法：养阴疏风润燥，清肺化痰止咳。

（3）痰热壅肺。治法：清热化痰止咳。

（4）痰瘀阻肺。治法：理气化痰，活血平喘。

慢性进展期

（1）肺气亏虚，阴津亏乏。治法：养阴生津，祛瘀化痰。

（2）肺脾气虚，痰浊内阻。治法：健脾益肺，化痰止咳。

（3）肺肾亏虚，痰瘀交阻。治法：补肺益肾，化痰止咳。

右图是中医治疗肺纤维化的诊疗规范。上面的内容就是从这里面摘录的，我是这个学会的委员。

进入2016年，在陶教授的指导下，我成功救治一例肺纤维化患者，对中医的神奇有了更深刻的体会。

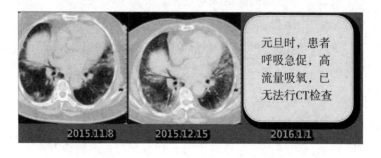

曲某，女，68岁。咳嗽、咳痰伴喘憋2个月，加重3天。于2015年11月18日入院。

既往有高血压、冠心病病史。

入院时查体：意识清晰，言语流利，喘憋貌，双肺可闻及湿啰音，双下肺明显。

胸部CT：双肺间质性肺炎。

治疗40天，病情加重，元旦时已不能下床，不能行CT检查，高流量吸氧，呼吸急促，发绀貌，惊恐面容。

元旦时，患者呼吸急促，高流量吸氧，已无法行CT检查

2015.11.8　2015.12.15　2016.1.1

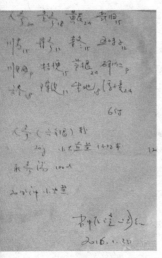

2016年1月3日，请陶教授会诊：开方如左图。

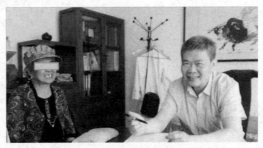

2016年6月11日陶教授与本例患者

此后病情未再加重，逐渐好转出院。

2016年2月9日（正月初二），再次来青岛会诊。此时患者能坐轮椅从家里赶来，低流量吸氧。

后来6月11日又一次看望患者，此时她已不需要吸氧，在小区里散步如常人。

在我感叹陶教授神奇医术的时候，陶教授平静地说："这是中医药的神奇。"

我总结了这例病案的成功经验，有以下体会：

（1）中医辨证施治功不可没。

（2）抗生素有可能加重肺纤维化。肺纤维化和机化性肺炎类似，只是弥漫分布，而机化性肺炎应用抗生素（非化学药物）会加重病情。

（3）吸氢气，直到现在，患者雷打不动地早晚各吸一个小时的氢气。这是一个目前不为人知的方法，值得研究。

（4）停用吡啡尼酮。

（5）激素尽快减量。

（6）心理暗示，"祝由"的力量。陶教授以其强大的人格魅力让患者树立战胜疾病的信心。

（7）中药活血、清热、补气。

（8）抗凝治疗。

（9）晨起晒太阳，现在患者每天晨起面向太阳至少坐半个小时。

总之，我们对于肺纤维化的了解还处在盲人摸象的阶段。西医在肺纤维化的治疗上无计可施，但中医屡屡取得神奇的效果，相信在陶凯教授等一批前辈的积极探索下，总有一天，我们会把这头大象的轮廓搞清楚。

有病不治，常得中医

最近看到有篇报道，美国哈佛医学院的研究结果显示，3 150名心脏病患者，在入院时，有专家在场的30天内死亡率是19.5%，如果当时专家在外开会，不在现场，则死亡率是16.9%。

还有之前关于医生罢工、死亡率下降的诸多报道：

（1）1962年，加拿大萨斯卡省医生大罢工，死亡率下降了17%。

（2）1976年，哥伦比亚堡高塔市的医生罢工52天，出现了一个被称为"不寻常的副作用"，就是当地死亡率下降了35%。

（3）1983年，以色列医生再度罢工，长达85天，按照斯莱特等人在英国《柳叶刀医疗刊》中的统计指出：医生罢工期间，以色列全国的死亡人数下降了50%。

类似的报道还有不少，似乎是罢工时间越长，死亡率下降越明显，其真实性有待考证。

但也不能否认医生过多的干预带来的额外伤害。《汉书·艺文志》中说："有病不治，常得中医。"意思是有的疾病，你不治疗，结果就相当于找了一个中等水平的医生治疗过。有人认为，这里的"有病"是指小毛病，不治自然就会好转。其实不然，我们时常听说有的患者在医院病情日益严重，只好回家保守治疗，却逐渐康复。不过绝大多数患者是经过医生的精心治疗而痊愈的。

在医疗技术落后的汉代，有些疾病是无法治疗的，治和不治的结果一样。但在今天，心脏病专家不在医院的时候，患者的生存率却有所提高，不得不让人反思。

对于心脏疾病，过于积极地介入治疗、降脂、降压、降心率有可能带来伤害，对于感染性疾病也是如此。

下图是一例重症肺炎患者，女，66岁，在ICU抢救半个月，病情稳定后转到普通病房，继续应用高级的抗生素治疗，因为出现严重的皮肤过敏，不得不停用所有的药物，尽管肺片表现得还很严重。

当时家属高度紧张，好不容易抢救回来，生怕再加重不治。医生也是担心，但也不得不停药观察。结果患者的病情日渐好转，最后痊愈出院。

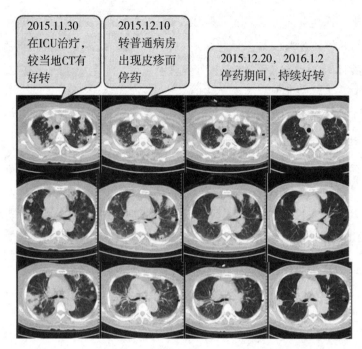

过度治疗，不仅是医生的原因，其实更多的是患者及家属的意愿。脑子里总是有"为了保险起见""万一加重怎么办"的念头，治疗原则在这种过分的担忧心态的冲击下显得苍白无力。

我们要相信人体的自愈能力，假以时日，静待免疫系统发挥作用，我们不比巨噬细胞更聪明。

无为而治，有时可能是更好的选择。但什么情况下需要"有为"，什么情况下"无为"，却需要极高的智慧，非常不容易做到。许多疾病的处理往往取决于患者及家属的心态和对疾病的认识程度，而不是指南。

有的患者，住进急诊，先要求输上液体，这样才放心下来。医生为了迎合患者及家属，也只好如此，否则就有可能被责难。殊不知，如果是急性左心衰的患者，是需要利尿、限制液体量的，输液就会加重病情。但是建立静脉通道还是必要的，不一定非要滴入多少药物，不是药物越多越治病。

查资料时发现在《伤寒论指归》（王继中，1987年）中也引用了这句话，甚为精彩："经方者，本草石之寒温，量疾病之浅深，假药味之滋，因气感之宜，辨五苦六辛，致水火之齐，以通闭解结，反之于平；及失其宜者，以热益热，以寒增寒，精气内伤，不见于外，是所独失也。故谚曰：有病不治，常得中医。"

医生查房的时候，不断加码，增加治疗药物，并没有技术含量，大不了真菌、细菌、病毒全覆盖。如果面对一位重症患者能果断减药，则更加彰显技艺与勇气。

感冒要服药吗

咳嗽、流涕、头痛、发热、全身肌肉酸痛、咽痛，这是医生最常遇到的症状，常由感冒引起。一个人一生中可以不患高血压、糖尿病，但不可能不得感冒。面对司空见惯的感冒，我们的处理是否正确呢？

感冒病毒时刻存在于我们的鼻腔黏膜及咽喉部位，一旦有机会，就会乘虚而入。由于病毒时常变异，人体难以提前准备好抵抗的兵力——特异性的病毒抗体。在开始阶段，只能被动地防守。这时会感到咽干、喷嚏、流清水样鼻涕。

病毒是聪明的，它会刺激鼻黏膜发痒，于是人就打喷嚏，这自然减少了鼻部病毒的载量，无形中却有利于病毒的自身传播，这是病毒进化的结果；流清水样鼻涕是机体减少病毒量的有效方法。这段时间一般会持续2~3天。好在机体发现病毒侵入后会立即启动"预案"，针对病毒的种类，"订制"相应的抗体，这个工作由淋巴细胞完成。当大量的病毒抗体开始批量生产的时候，也就进入了"战略反攻"阶段。鼻涕变稠、味觉减退、鼻塞、声嘶、轻咳，一般无发热，如无并发症，一般5~7天可痊愈。而抗体在体内还会持续大约一个月，这期间不容易再患感冒。

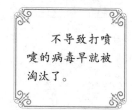

不导致打喷嚏的病毒早就被淘汰了。

目前所谓的治疗感冒的药物，其实都是以控制症状为主，如退热、止痛、止咳、减少流涕。当这些感冒症状变得不明显时，实际上也是忽视了感冒对人体发出的警告，实乃下策。即使是抗病毒的药物，面对不断变异的病毒，往往很快就会耐药，所以WHO警告不要擅用达菲（奥司他韦），在疾病的早期会有意义，当体内抗体产生的时候，再用抗病毒的药物，就只能添乱了。

所以，感冒是个自限性疾病。但实际上，很多人患感冒后并没有"如期痊愈"，而是"节外生枝"，如合并肺内感染、中耳炎、心肌炎，或迟迟不愈，演变为慢性咳嗽等。为避免这些"节外生枝"，应做到如下几点：

（1）早期处理最关键。发现自己有感冒的征兆，要立即休息。由于病毒是怕热的，我们可以早期通过鼻孔吸入热水的蒸气，或用盐水漱口，或在室内蒸发醋，以杀灭鼻腔及咽喉部位的病毒。这个阶段也是应用抗病毒药物的最佳时机，当抗体大量产生时，再抗病毒治疗就没有意义了。

（2）发热勿着急退热。一般对于40℃以下的发热，不急于退热。但要补足水、营养和维生素，切忌补铁。每次感冒发热，都是对孩子身体抵抗力的一个加强锻炼，特别是五岁以下的孩子，正是免疫力亟待完善的阶段。

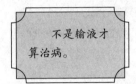

不是输液才算治病。

（3）输液可起安慰作用。单纯的感冒，不需要输液。但有的人输液后会感觉好多了，这应该是心理作用，或在输液期间，减少活动，无意中得到了休息的缘故。输液只起到了补充少量水分的作用，因为输入的药物可能是五花八门，相同的只有所用的液体，这些液体本身就属于寒凉药。万不得已需要输液的时候，最好把液体加热到接近身体的温度。

（4）中医治疗有讲究。根据发病季节或症状不同，中医通常分为风寒感冒和风热感冒两大类。无论哪一种，都要忌吃一切滋补、油腻、酸涩食物，风寒感冒者宜吃辛温发汗散寒之品，可以喝姜汤，洗热水澡，让汗发散出来就舒服多了；风热感冒者宜吃辛凉、疏风、清热、利咽食物，达到清热、凉血、祛暑、降火之功用。总之，不出汗的时候，要让汗出来；而出汗多者，要内敛。

（5）预防为主。生活起居规律，避免过度劳累，是预防感冒最好的手段，也不要为病毒的入侵留下破绽。有的小孩子，每次哭闹、大叫、甚至唱歌后都会发热，这就是因为声带水肿形成了病毒入侵的薄弱环节。冬天，人们喜欢洗热水澡、蒸桑拿。其实，人的机体应该顺应季节的变化，冬天就应该收敛闭藏，尽量减少新陈代谢。而坚持洗冷水澡的人，则很少患感冒，这样不会对冷刺激猝不及防。往往是家里暖气太热的家庭，大人孩子容易感冒。

其实，感冒也是对机体的一种温馨提示："不要太累了，休息一会儿吧！"

捍卫人体发热的权利

现在大多数人对于发热的处理是千方百计地退热，当拿出体温计看到在正常范围时，紧张的神情会立即放松下来，长舒一口气，心里踏实了不少。即使患者出一身汗，几近虚脱也在所不惜。

其实这时长舒一口气的还有细菌或病毒。正当它们在高温的环境中节节败退之际，却突然发现白细胞停止了进攻，四周也变得凉爽宜人，这就给细菌或病毒提供了喘息之机。这样必然会延长病程，使病情变得复杂，甚至出现败血症，危及生命。就有调查表明，应用退热剂会使感冒病程平均延长2~4天。

当冷血的蜥蜴感染时，不会主动发热，但它会选择一个温暖的地方使体温升高大约2℃。如果天气不好，不能及时找到一个温暖的地方，则蜥蜴多半会死去。幼兔尚不能自己发热，因此一旦患病，它也会找一个暖和的地方去升高它的体温；成年兔能自己调节体温，使自己发热，一旦被退热药阻断，也多半会死去（见金惠铭·病理生理学第七版）。

人体在感染后会主动启动发热机制，是体温调节中枢的重新设定，这一切都是有目的的，并不是失控。这种针对感染的防御性适应，在整个动物界已经存在了亿万年之久。我们完全没有必要为此而担忧。

20世纪初，梅毒发病率很高，但没有有效的治疗药物，于是有人想到利用疟疾导致的发热治疗梅毒，因为疟疾可以用中草药治愈。于是有人便有意使上千名梅毒患者感染疟疾。那时，梅毒的自然缓解率不到百分之一，这种发热治疗达到了百分之三十的缓解率。那个时候，认识发热价值的人要比现在多。

但也不是一味地鼓励采取发热的方式对待疾病。如果40℃的体温能防止感染的话，那么我们一直保持这个体温好了，何必等到感染之后再来发热呢？这是因为40℃的体温有着不菲的代价，能量消耗增加，有可能引起谵妄，或许还有中枢神经系统的损害。我们的身体正是在这种不断地权衡利弊中，进化到现在这一步。

我们又何尝不是这样呢？假如今天有个约会，而你正在发热，你可能宁愿延长几天病程，服用退热药，也不愿失去这次约会的机会。

> 我经常对患者讲：早点烧够了数，病就会早点好。
>
> 开始就用退热药，过后还要再补上，延长病程。

一般对于40℃以下的发热，不急于退热。但要补足水、营养和维生素，充分休息、保暖，以利于抵抗力的建立；发热甚至高热持续4~5个小时后，如不见降低，再考虑服用退热药物，这时一般用很少的药量就能起效，并且不容易再反复。每次感冒发热，都是对身体抵抗力的一个加强锻炼，特别是五岁以下的孩子，正是免疫力亟待完善的阶段。而发热的刺激，是最好的方式。

对于超过40℃的高热患者，尤其是合并心脏病者，因为有可能诱发心力衰竭，应及早行退热处理。还有怀孕的妇女，在孕早期有导致胎儿畸形的危险，而怀孕晚期会进一步加重全身的负担，也应该及早退热。

每一次发热，对人体的免疫系统都是一次很好的锻炼，尤其对孩子而言。发一次热，就会变得成熟一点。老百姓讲"发一次烧，施一茬粪"，意思是发一次热，如同庄稼施一次肥一样，能促进生长。

经常发热的人，一般不会患肿瘤，恰恰是那些"从来不生病，极少去医院，不和医生打交道"的人，患肿瘤的概率大大增加。很少发热的人才让人担心呢。

所以，每个人都要捍卫自己发热的权利。

成长的烦恼——叹气的孩子

门诊上经常遇到青春期的女孩子因为经常叹气来看病的。

这种情况一般是家长发现后，主动带孩子来就诊的，孩子并没有觉得不舒服。这其实是孩子成长过程中的一个小插曲，

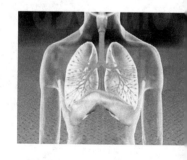

不用大惊小怪。

这种情况多见于初中生，当孩子长个子的时候，胸廓体积在增大，肺也需要长大跟上，这时需要不断地深吸气，把肺拉开，以适应胸廓的生长。

遇到这种情况，完全不用介入，不需要经常提醒孩子。过一段时间自然就好了，如果频繁提醒孩子，反而分散了孩子学习的精力，造成心理压力，觉得自己是不是真的病了。只要知道了这个道理，相信家长也不会再担心了。

> 胸廓的牵拉带动肺的呼吸，当肺的发育跟不上的时候，就需要不时地深吸几口气来让肺变大一些。

现在的孩子学习压力大，锻炼少。如果孩子经常做剧烈运动，累得呼呼喘，哪还需要这种叹气来适应身体的生长？男孩子活动量大一些，这种情况就少见，所以来就诊的多为文静的女孩，当然很秀气的男孩也会出现这种情况。想想在田地里劳动的孩子，断然不会出现这种情况的。

成长的烦恼——自发性气胸

在呼吸科门诊，经常遇到患气胸的孩子，大多数是16~20岁的小男孩，瘦瘦的，高高的，有的是多次气胸发作，家长往往心急如焚。

　　我一般会问家长：孩子很小的时候，哭得厉害吗？大多数家长会回答：孩子从小就乖，不太哭闹。

　　问题就出在这里，孩子几个月的时候，要靠哭来运动，让肺泡充分发育。不太哭的孩子，其肺泡很可能就不会完全复张起来。等到16~18岁长个子的时候，胸廓短时间内体积增大，而肺跟不上，肺就可能被拉破了，形成自发性气胸。等到20多岁时，体型不再变化，肺和胸廓适应了，也就不再患气胸了。

　　所以，孩子小的时候，一定要创造条件让孩子大哭，遗憾的是，现在条件太好了，到处都很舒服，孩子找不到哭的理由。趁大人不注意，偷偷哭几声，立即就被抱起来，晃得晕头转向，失去了哭的兴趣。

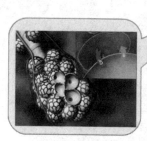

这是其中的一个肺泡单位，
哭闹有利于肺泡的充分发育

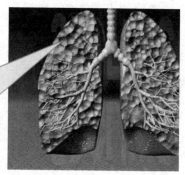

这就是我们的肺模式图

　　有一次坐火车，对面一位旅客抱一婴儿，不停地哭，周围的人都烦透了，家长也尴尬无比。我却从这个婴儿的哭声中听出了欢乐，对于婴儿来讲，这就好比去了KTV，是一种痛快无比的运动。并且，你仔细听婴儿的哭声，永远都是那么响亮，不会变调，不会沙哑，简直可以当成自然界中的《班得瑞》来听。等孩子长大了，这个功能也就退化了，这是上帝特意的安排，我们为什么要错过呢？所以成年人，就不会有这个能力，除非是经过训练的歌唱家。

前几天去产科会诊患者，一位产妇有些胸闷，其边上就是刚出生的宝宝，我发现只要宝宝刚有要哭的意图，爸爸就赶紧抱起来晃个不停。我示意让孩子尽情哭吧，可是这对年轻的夫妇却认为"好烦呀！"我说，你就当作秋虫的吟唱，青蛙的鸣叫，孩子的哭声本身就是自然界的原生态音，是最美的乐音，就权当去音乐厅欣赏音乐好了。

听说国外有"哭吧"，专供有的人通过哭来发泄的，或许是因为小时候没有机会哭，现在来补上这一课的。

如果突然出现胸痛、胸闷、咳嗽，就需要拍个胸片确定是否有气胸，如果气胸压缩不多，20%以内，没有什么特殊处理，休息观察就是了，几天后就会吸收。

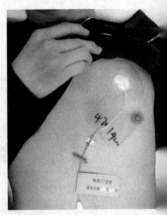

如果漏气较多，症状重，就要往胸腔里插个细管，把气抽出来，这很简单，不是什么大手术，一般也不需要用药。

小的破口很快就会闭住，不再漏气。如同气球，上面有个破口，充满气的时候，就能看见；如果瘪下去，破口也就闭了。

但如果持续漏气，就有形成高压性气胸的可能，重者危及生命，因此也不能太大意，如有症状持续加重，就要及时就医。如果活动时或咳嗽时出现气胸，可能是粘连带牵拉所致，会有胸腔出血的风险，更不可大意。

曾经患过气胸的孩子，大多数平时不敢活动，担心气胸复发，我认为这是错误的。

我经常鼓励这些孩子，气胸好了以后，一定要加强锻炼，绝大多数气胸并不是运动场上发作的，而是在上课、睡觉、吃饭时出现的。当我们锻炼的时候，肌肉变得发达，内脏同样也会变得强壮，就不会再破了。所以越不锻炼，越容易气胸复发。以前农村的孩子很少有自发性气胸的，现在活动量都减少，城里和乡下的孩子也没有区别了。

万一在运动场上气胸复发了，你应该想：如果不锻炼，会犯得更频繁。

乳腺癌的发生

平时很少关注娱乐界名人，但因乳腺癌去世的歌星姚贝娜引起了我的注意。搜了几首她的作品听，凄美之音让人留恋，也让人更加惋惜。生如夏花带给人们美的享受，逝如秋叶落去，提醒生者加强保健，善莫大焉。

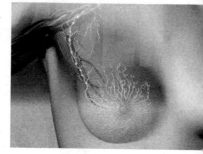

出于职业习惯，这提醒我思考乳腺癌的发生机制。

（1）善待我们的心包经。有一个

奇怪的现象，那就是乳腺癌60%发生在外上限，也就是靠近肩关节的方向，乳头下方仅占12%左右，为何大部分要发生在这里呢？西医上没有解释，也无法解释，而中医把这个问题看得很透，因为这是心包经的起点。

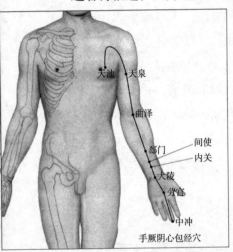

天池　天泉
曲泽
郄门　间使
　　　内关
大陵
劳宫
中冲
手厥阴心包经穴

心包经司胸闷、心烦、心痛、癫狂等。按摩心包经可缓解人的生活压力，改善睡眠。如果一个人长期压抑，工作压力大，就会让心包经气血瘀滞，病症渐显。

道家认为，一切有形的东西都是无形所化，谓之"无中生有""无形化有形"，这些无形的压力、郁闷、悲伤，就容易变成心包经上的血滞，最终生成有形的肿块。

写这些文字的时候，我正听着姚贝娜的《生命的河》："……我要唱一首歌，一首天上的歌，头上的乌云，心中的忧伤，全都洒落……"她的作品，《采莲》《红颜劫》，大都是这种风格，可以想象，姚贝娜带给我们快乐的背后，可能有无限的伤感，否则演绎不出这么凄美的天籁之音。伴奏中使用了一种似埙的乐器，极力要把我带回忧伤的远古。

除了心情，还有工作的压力，网上资料显示：姚贝娜因《中国好声音》走红，工作太劳累。

还有一个就是现代人的熬夜问题。明星们不停地赶场，普通人就是看手机，即使躺在被窝里，不记得在看什么，好像目的就是看手机。

睡眠是机体最好的放松方式，可化解一天的疲劳、郁闷。人有三魂七魄，其中的魄之"吞贼""除秽"就是睡眠后对人体加以修复的机制，睡眠少了，自然就没有机会发挥作用。增加了"无形化有形"的可能。

所以，善待我们的心包经，经常按摩一下心包经，不要让不快乐的心情伤害到它，保证睡眠，我想这是预防乳腺癌最要紧的一点。静下心来，听听心跳的声音，感受一下关节的活动，静如处子，动如脱兔，生活要有节奏，不可一味忙碌。生病了，什么都放得下了。

（2）牛奶。奶牛场主为了提高牛的产奶量，很可能会应用促进牛乳腺增生的药物。这难免会促进人的乳腺增生，增加乳腺癌的发病率。

牛奶还属阴寒食物，也就是不太好消化吸收，如果想变成我们自身的成分，需要消耗大量的元气，让人提不起精神，更加伤感、抑郁。

（3）另外，目前流行的预防乳腺癌的观点有：①建立良好的生活方式，调整好生活节奏，保持心情舒畅；②坚持体育锻炼，积极参加社交活动，避免和减少精神、心理紧张因素，保持心态平和；③不乱用外源性雌激素；④不长期过量饮酒。

其中雌激素，已被证明是确切的诱因。现在许多绝经期女性，为了保持容颜，长期服用雌激素，这是一种违背自然的做法，当然要结出不自然的果。60岁了还一定要保持30岁的容貌，看着也不舒服。

但最后一点，不过量饮酒，需要强调一下。中医讲"物无美恶，过则为灾"。少量饮酒，可以提升肝气，让人远离抑郁。心情好了，这对预防乳腺癌大有裨益。

姚贝娜的离去，再次警醒人们提防乳腺癌，但如何科学预防，才是关键。去医院筛查，只是静待亡羊补牢。

"脏寒生满病"与痛风

几年前来青岛，发现这里的痛风患者确实很多，是一大特色，翻看专家共识，并没有太好的治疗方法。许多人经常受到这种不期而至的痛苦的折磨。我想从中医角度谈一下个人观点，或许对痛风防治有一些帮助。

《内经》中提到"脏寒生满病"，表面的意思是五脏的温度降低了，就会感觉腹胀。深一层的意思是内脏温度降低，小肠内的消化酶就难以发挥作用，不能充分消化食物，体内产生许多半成品；还有一层意思就是体内温度降低，就会产生脂肪来包裹肝肾等脏器，免受低温的损伤，导致肥胖，也是"满病"。

现在大家公认的痛风原因是蛋白质代谢过程中出现嘌呤蓄积，于是尽量避免吃动物的内脏和海鲜。其实任何蛋白质在代谢过程中都会产生嘌呤，差别并不大，只是动物内脏和海鲜相对阴寒，也就是不太好消化。

这种阴寒的食物需要温暖的内脏才能顺利地消化。而青岛人的一大特点就是喜啤酒。啤酒中的CO_2在胃内汽化过程中，会带走大量的热量，这和空调的制冷原理是一样的，更不用说豪饮冰啤酒了。

内脏温度的降低，导致小肠不能充分消化食物，而脾主运化，吸收的是相当于半成品的阴寒浊气，不能充分燃烧，积攒在体内，其中有尿酸、葡萄糖、胆固醇等。

痛风易发部位是踇趾内侧，我曾问过内分泌科医生，他们认为这里属循环末梢，容易积聚尿酸。显然这是种臆断。其实中医认为，这里是脾经的太白穴，吸收功能出了问题，脾经就有表现。

不光是海鲜和猪的内脏，猪头肉也属阴寒之物，不容易消化。所以老百姓一向是"喝烧酒吃猪头肉"，这样吃了舒服，不会得病。因为烧酒能提高内脏温度，提升人的阳气，能顺利地把这些阴寒物吸收、消化掉。

而喝啤酒正相反，降低内脏温度，导致尿酸、葡萄糖、胆固醇在体内的积聚，出于本能，产生大量脂肪保护内脏，谓之"脏寒生满病"。所以，有啤酒肚一说，却不曾听说有白酒肚、红酒肚。还有一种说法是CO_2在体内蓄积，生成碳酸，体内产生脂肪来包裹这些碳酸，导致啤酒肚（见王唯工著《水的漫舞》），这种说法有待考证。

痛风患者还不能吃的一道菜是毛血旺。其中的鸭血制品是很阴寒的食物，虽然加了许多辣的佐料中和，但还是不够。鸡血和鸭血很不一样，鸡是旱禽，鸡肉吃多了上火，小孩子多动；而鸭肉是水禽，滋阴的，和水生的海鲜一样，都是阴寒的。

所以保护好肚子，保证小肠的温度，才能顺利地消化食物。现在一些女孩子，喜欢露脐装，也是不合适的。除了不喝啤酒，碳酸饮料同样会在汽化的过程中从体内带走大量的热量，所以喝可乐、雪碧让人发胖，不是因为其中的糖分，而是"脏寒生满病"。夏天吃雪糕亦有此嫌疑。所以正确的做法是夏天喝热水、吃姜。

如果实在改不了吃海鲜的习惯，可以在吃的时候，喝点烧酒，或者蘸上芥末、姜汁，可以提升胃气，利于吸收，在饭店里一般是这么搭配的，如生鱼片蘸绿芥末。但在家里，却容易忽视。

还有一种办法是改变海鲜的阴寒属性，那就是烤鱿鱼、炭烤牡蛎、烤鱼片、臭鲈鱼等，这样就变得容易吸收了。只要食物在体内顺利地吸收、代谢掉，就不会出现痛风。

有人讲，没有垃圾食品，只有垃圾吃法。所以怎么吃，比吃什么更重要。

肺癌患者的饮食

有一位患者因为严重的胸痛、胸闷住院。这是一位54岁的男性，几个月前在我们呼吸科诊断为小细胞肺癌，放、化疗后病情明显缓解，最后一次肺CT基本正常，患者非常满意，却不曾想，两个月就复发了。因为是在短时间内出现了右下肺的阻塞，患者来不及适应，以至于出现严重的胸闷。

2013年6月诊断为小细胞肺癌。

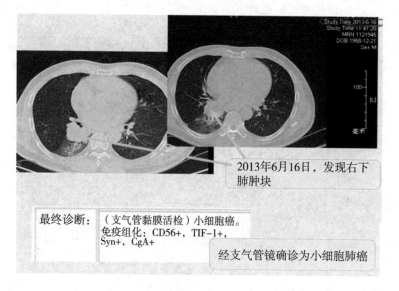

2013年6月16日，发现右下肺肿块

| 最终诊断： | （支气管黏膜活检）小细胞癌。
免疫组化：CD56+，TIF-1+，Syn+，CgA+ |

经支气管镜确诊为小细胞肺癌

2013年8月化疗后，肿块消失。

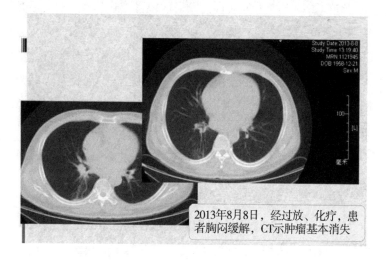

2013年8月8日，经过放、化疗，患者胸闷缓解，CT示肿瘤基本消失

2013年10月，肿瘤复发，右下肺不张。

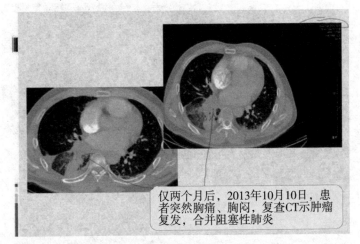

仅两个月后，2013年10月10日，患者突然胸痛、胸闷，复查CT示肿瘤复发，合并阻塞性肺炎

如果一年后，或者半年后复发，这并不奇怪，但为什么只有两个月就复发了呢？

我问了一下患者的饮食，原来他很喜欢吃羊肉，出院后几乎每天都吃。另外还有螃蟹、蛋白粉、海参等，以及中药（成分不详）。他总认为只要增加营养，就能更好地对抗疾病。

如果说对于车祸外伤的患者，我们用这种加强营养的方法加速康复是可以的，可以促进细胞的增生，加快伤口的愈合。但对于肿瘤患者，只能增加肿瘤的复发率，因为肿瘤细胞就是一群逃避人体监管的异常增生的细胞，这种大补正好提供了丰富的原料。

除了羊肉，其他所有牛肉、猪肉等哺乳动物的肉都要少吃，甚至不吃。这是因为我们人类也是哺乳动物，进化史上亲缘关系近的物种，蛋白质结构也是接近的，这样，吃进去的肉类，经过分解产生的氨基酸，也最容易合成为我们机体的成分。与我们亲缘关系远的鱼类、鸟类相对要好些，昆虫就更是远亲了。而最好的就是植物蛋白，如大豆、谷类。所以我建议肿瘤患者最好以素食为主。

然而有的人对肉类确实是情有独钟，就像上面提到的这位，嗜好羊肉。既然吃其他的一样生活，为什么一定要吃肉呢？

有一个调查报告，在菲律宾，因为气候潮湿，黄曲霉毒素多见，肝癌高发，但是儿童中，富人家的孩子发病率更高，这是因为，同样都是处在黄曲霉毒素的致癌环境中，肉类摄入多，也为肝癌发生提供了机会。

另外容易促进增生的食物还有山药、枸杞等，也就是一般说的提升阳气的食物。当人体患肺癌后，应该让机体的代谢率降下来，不能处在阳亢的状态。老年人患肿瘤后，一般进展得较慢，就是因为老年人机体代谢慢的缘故，他们即便有了外伤，伤口恢复得也慢。

所以，为了减慢机体的代谢率，就应该少进食，冬天暖气不要太热。然而，许多人的做法正好相反，现在条件好了，尤其是子女，当老人生病后，恨不得把当年没有吃过的都要吃一遍，没有享过的福都再享一遍，结果却未必如愿。刚出产的新鲜小米立即拿给老人吃，殊不知新鲜米虽然口感好，但是人吃了会燥热，加快新陈代谢；而陈米，其中的热性成分大部分被氧化，能让人心境平和，更适合肿瘤患者吃。孝敬其实更要讲科学。

所以素食的僧人，更容易心境平和，端坐修炼。如果他们以肉为主食，很难做到心平气和，也产生不了很高的智慧，谓之"肉食者鄙"。

另外，肺癌患者不要吃发物，如春天的香椿、荠菜、韭菜等。白菜也是发物，尤其是白菜根，吃了容易出汗，其实是增强人的新陈代谢。

人为什么会患肺癌？

有的人，即便是吸烟，到80岁还很健康，而有的人不到40岁，就可能患肺癌，这是不是太不公平了？不由得让我们思考：人为什么会患肺癌？

人体的细胞每时每刻都在进行增生复制，维持着我们的生命活动。这个过程就会发生基因突变。基因突变在进化中具有重要的意义，可以让少部分人与众不同，当一种疾病或恶劣天气来临的时候，总有一部分人可以躲过劫难。

但大部分的基因突变并不是有益的，相反，却是有害的，人体内有专门清除突变基因的"分子警察"——抑癌基因，如P53、RB、CDKN2等。当这种不良的基因突变失去控制，就很可能形成无节制的增生，这就是肿瘤。这是人类为了进化所冒的风险。

从一定程度上讲，受精卵发育成一个胎儿，就是一个肿瘤样增生的过程，只不过这个过程受到了严格的调控，到哪个阶段表达哪个功能，非常精确。肿瘤也是由一个突变的细胞繁殖起来的，不过这个过程失去了制约。

随着分子生物学的发展，我们越来越相信"生老病死，命中注定"这句话了。有的人生来就有肺癌基因，这是进化的需要，如RAS、MYC基因家族，CERB-2，c-jun基因等，所以，我们经常发现有的家族容易得肺癌。这个过程包括肺癌基因的活化、抑癌基因的失活、凋亡机制的失活，从而导致细胞生长的失控。这个过程是逐步产生的，是一个漫长的过程。

其实肺癌基因千百年来一直存在于我们的体内。为什么只有近十几年爆发式增长呢？这是因为有了这些内在的基因，还需要有外界因素的促进才可以导致肿瘤的发生。

（1）吸烟。吸烟者患肺癌的风险提高9~10倍。被动吸烟者的肺癌风险也是正常者的两倍。美国近几年肺癌发病高峰已过，发病率在下降，与严格控烟有关。我们国家这几年也开始重视禁烟，因为现在认识到烟草导致的疾病，消耗大量的医疗费用，远大于从烟草行业收取的税费。以前人们看病基本是自费，国家为了烟草税，未严格控烟。而现在，人们看病的费用大部分需要医保来负担，所以国家开始重视禁烟了。

（2）职业环境和空气污染。有目共睹的原因，无须再解释。

（3）饮食。在前面的章节中讲过，营养过剩，尤其是动物蛋白摄入过多可能就是导致肺癌发生的因素之一。另外，胡萝卜素可减少肺癌的发生。

（4）结核、病毒感染、真菌感染都有可能促进肺癌的发生。

这些是当前公认的观点，我认为肺癌的增多还与人们的焦虑情绪、肉类摄入过多、奶制品普及有很大的关系。

所以80岁的人，如果体内没有肺癌基因，再吸烟也不要紧，顶多患肺气肿罢了。如果体内有肺癌基因，假如回到生产队的年代，空气洁净、粗茶淡饭，日出而作、日落而息，没有电视看，也一样活到八九十岁。

肺部发现小结节怎么办

这个题目与中医的关系并不大，但是这几年在临床工作中，越来越多的人查体发现肺部有小结节，陷入深深的焦虑之中。陶老师在肺部小结节的治疗中，积累了丰富的经验，许多肺部小结节，经过中药调理，逐渐消失。所以，在这里，从西医的角度，解读一下肺部小结节的处理原则。

近几年肺癌的发病率明显上升，早发现、早治疗是目前降低肺癌死亡率的最好方法。于是，人们通过查体，希望早期发现病变，及早手术。低剂量CT（LDCT）筛查可以让发现肺癌的概率增加20%，但是假阳性率太高，许多结节并不一定是肺癌，因确定不了性质，又担心以后会发展成为肺癌，于是处于深深的焦虑之中。

这两年，我每次门诊都会接待多个这样的患者。也专门在电视台做过关于肺结节的讲座：从容应对肺结节。

我国曾制订《2015年肺部结节诊治中国专家共识》，结合这个权威的指南，和最近CSCO会议的进展，谈一下肺小结节的处理原则。

现在的CT性能和以前的大为不同，一般是容积扫描，中间没有间隔，可以做成薄层的，有这种小的结节一般不会有遗漏，而以前是逐层扫，即使是螺旋CT，中间也有间隔，这种小结节很容易漏掉，或者密度一平均，就不显影了。并且以前肺癌发病率没这么高，即使看到，也不受重视。所以，现在CT发现肺部这么多的小结节，就不奇怪了，并非真的增多了。

对于这种小结节，一般是要求几个月后复查，如果是3~5 mm的结节，直径略有增大或缩小，并没有实际意义。这么小的结节，正对着中间扫，就显得大一些，密度实一些，而扫偏了，就相反，并不能反映其变化趋势，这就需要多次动态复查。

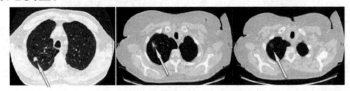

几种常见的小结节形态

《肺部结节诊治中国专家共识》是专家组根据我国实际情况，更新了现有的文献综述和综合证据，并参考《美国胸科医师学会肺癌指南（第三版）》中"肺癌指南发展的方法学"和中华医学会呼吸病学分会肺癌学组及中国肺癌防治联盟专家组编写的《原发性肺癌早期诊断中国专家共识》而制定的。

在这个共识里面，把小结节定义为小于30 mm，最为常见的是10 mm以内，是否为恶性，会不会发展成为肺癌，这是每个患者所关心的，越大，越不好。虽说大于8 mm和小于8 mm有很大区别，但是7 mm和9 mm又有多少差别呢？这只是概率问题，没有必要过于纠结。

共识里面指出有如下六种情况，以后发展为肺癌的概率会偏高。

（1）年龄。年龄越大，肿瘤的可能性越大；（2）吸烟史。吸烟的患者肺内有结节，肿瘤的可能性大；（3）既往有肿瘤病史，有可能是复发导致的；（4）大小。结节越大的，肿瘤的可能性越大；（5）毛刺。结节周边有毛刺，尤其是短毛刺，提示肺癌可能；（6）位置。上叶的结节较下叶更可能是肺癌。

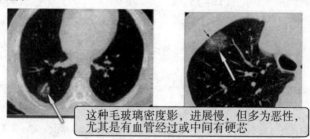

这种毛玻璃密度影，进展慢，但多为恶性，尤其是有血管经过或中间有硬芯

谈这些概率实际上是文字游戏，即使很有名的专家，通过CT表现，预测结节良恶性，准确性能达到80%就不错了。而患者关心的是到底该怎么办？共识里针对大于8 mm的结节列出了一个处理流程：

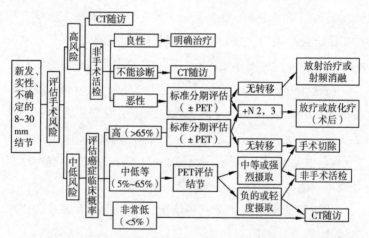

流程中手术活检步骤如下：★手术并发症风险高的人群中，推荐CT扫描随访（临床恶性肿瘤的概率为低至中等）或非手术活检（临床恶性肿瘤的概率为中至高度）

而对于小于8 mm的结节处理流程是这样的：

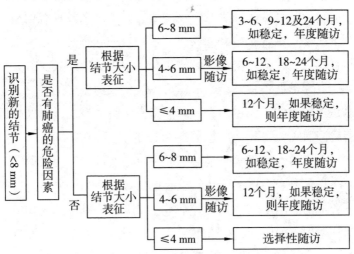

许多人看完这个图表，还是不知道自己该怎么办，他们关注的焦点为是否要手术切除。虽说有指南，多数需要动态观察，但是更大的决定权要看患者的心态。有的人心很宽，不纠结，可以按照共识的要求，按照上面的流程，过一段时间做个CT观察变化。

但更多的人会被这个结节吓坏了，尤其是有肺癌家族史的患者，整天心神不宁，严重影响了自己的日常生活。这种情况下，还是手术切除吧。指南只是个参考，医生的建议也是掺杂很多主观因素，找外科医生看，很可能建议手术，找内科医生看，建议观察就可以。同样的病变，今年我认为可以观察，明年我的认识改变了，可能建议积极手术会更好。在十年前，很少有医生会重视这种结节，医生的认知也在不断提高，指南也是每年都有更新。所以，医疗行业是离不开主观性判断的行业，经验和阅历很重要。

有的患者认为医生就应该知道，做了这么多检查就应该有个结果，这种不停和周围人"较劲"的心态是不正常的。而且越是"较真"的人，越易生病，大多数疾病其实都是情绪病。无形的不良情绪，最后可以演变成为有形的肿块，这也是道家讲的"无中生有"。倒是常常听说有的人诊断为肿瘤后，彻底"放下"，痛快活一回，肿瘤反而消失了。

现在的外科手术也很简单，一般是通过胸腔镜来做，三个小切口，术后恢复很快，也有单切口的，损伤更小。曾有患者肺上查出小结节，需要手术，又不想让单位的人知道，就利用周末的时间，周五下午住院，周六上午手术，周日恢复一天，周一就正常上班了。听说国外已将其作为"日间手术"了。

说起来简单，实际也有些难度，尤其打开胸腔，如何寻找小结节是个关键。在CT上我们可以很清楚地看到这个小结节，但是手术时肺一塌陷、回缩，就不好找了，即使通过拉钩、注射美兰定位，有的也不好找。

也有通过伽马刀，立体定向放疗（射波刀）或放粒子来治疗的。效果也不错，损伤更小。只是不能明确诊断。立体定向放疗（SBRT）已纳入早期肺癌的根治方法之一。

那么我们多长时间复查CT合适呢？

上面的流程图中已经说得很清楚了，但是显得有些复杂。一般是，不管大小，开始查得勤一些，两到三个月一次，如果变化不大，以后时间就延长。因为一开始并不知道恶性度高低，进展快慢。一般一个肿瘤，由小结节到产生危害，需要三到五年的时间，发现有变化再处理，完全来得及。也有极个别的，观察多年结节无变化，长期处于"休眠期"，突然有一天，会加速增大。所以观察几年无变化，也不能掉以轻心。一个患者一个特点，一成不变教条地治疗，是最不可取的。

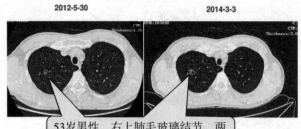

53岁男性，右上肺毛玻璃结节，两年后增大，手术后显示早期腺癌

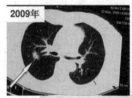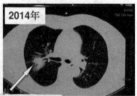

另一例，五年后明显增大，手术证实浸润性腺癌

那么在动态观察过程中，发现哪些情况需要及时行手术治疗呢？下面五种情况要考虑。

（1）基线直径≤15 mm的结节，与基线相比直径增大2 mm；（2）基线直径＞15 mm的结节，与基线相比直径增大15%以上；（3）原纯磨玻璃影密度增加或其中出现实性成分，或者原混杂密度结节中实性成分增多；（4）新出现的肺部结节；（5）发现气管、支气管壁增厚，管腔狭窄或管腔内结节者。肺结节患者参数发生上述变化时，可考虑支气管镜检查（含自荧光支气管镜检查、EBUS）或胸腔镜微创手术。

其实多数结节并不是恶性的，即使是上肺结节，也有85%是良性的。但是因为肿瘤的危害太大，即使只有1%的可能，也要当作第一位来重视。

下面这几个例子就不是肿瘤。

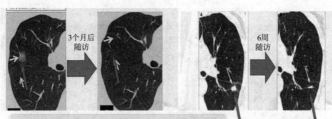

3个月和6周后随访，结节消失的两个病例

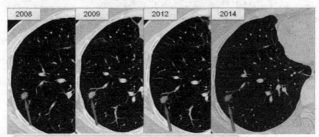

随访6年，结节没有变化，可不手术

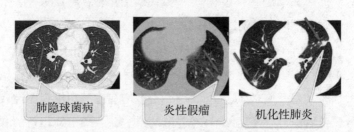

肺隐球菌病　　　炎性假瘤　　　机化性肺炎

有没有更好的办法在手术前明确诊断，避免挨这一刀呢？指南里没有提，我想有以下几点可考虑：

（1）PET-CT：并非对所有的肿瘤都有用，并且是一种昂贵的检查。其原理是利用肿瘤组织代谢活跃，能集聚较多的造影剂来显影，对于实性小结节是有诊断价值的，阳性率达93%。但对于密度较淡的毛玻璃阴影，代谢不活跃，也不会显影。但是炎症病变或结节病，代谢也很活跃，会有一定的假阳性。

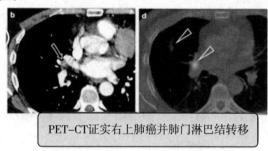

PET-CT证实右上肺癌并肺门淋巴结转移

这是一种全身检查，如果肺上的小结节是其他地方转移来的，PET-CT可以发现原发灶，也是很有价值的。

（2）支气管镜检查：常规的支气管镜是观察气管腔内的情况，也只能观察到直径大于3 mm粗的气管，再细的气管，镜子也进不去。如果有气管的阻塞、新生物，以及气管壁的病变，是能够发现的，但是肺部小结节，一般在1~2 mm细的气管内，这时就需要电磁导航技术，在细小的超声探头引导下，精确定位，到达病变区，取活检明确诊断，对技术和设备的要求较高。并非每个病例都能准确到达。

（3）CT引导下的肺结节穿刺：患者躺在CT机上，根据CT图像，量好深度和角度，将活检针插到小结节处，取一点组织进行活检，以明确诊断。具体实施时要考虑到：①肺内的病灶会随着患者的呼吸活动，由于太小，进针的时候，小结节易出现移位，导致结果阴性；②如果是肺癌，有沿针道转移的可能；③患者会有咯血、气胸的并发症，甚至大咯血窒息。所以，靠近胸膜边缘的病变可以考虑穿刺，在中间的要慎重。

（4）查血的肿瘤标志物，现在常用NSE、CEA、Cyfra21-1。对于较大的肿瘤，符合率在70%~80%，但是对于这种小的结节，即使是恶性的，也很少会有升高。多数还不到产生这些标志物的时候。但也有升高的，如果明显升高，还要考虑是不是其他部位有原发灶。动态检查这些标志物，也是一种辅助监测方法。

（5）CTC和CtDNA：即血中的肿瘤细胞和循环DNA。随着二代基因测序技术的成熟，这是近几年才普及的一种技术，也是这两年厦门肿瘤会议上的热点内容。一般是明确诊断后，用于检测肿瘤的基因突变，是否能应用靶向药物治疗。直接诊断肿瘤，并没有资料推荐，如果不考虑经济因素，不妨试试。国外有人通过CTC做筛查，显示出很好的早期预测肿瘤的潜力。

最后是小结，我们今天讨论的目的是如何正确对待肺小结节，普及一下这种小结节的知识，了解其来龙去脉，能够做到按部就班地处理，避免不必要的恐慌，减少浪费和身体损伤，就算达到目的了。指南从来都是针对大多数患者的，是让大多数人受益的，对于个体来讲，需要根据自己的实际情况做出决定。

狙击肺癌新路径—分子靶向治疗

这个题目与"身边的中医智慧"关系并不大，是青岛电视台《齐鲁名医》的一期节目整理。题目是"狙击肺癌新路径—分子靶向治疗"。

近十年来，因为分子靶向药物的出现，肺癌的治疗发生了巨大的变化，生存期由平均一年，到现在的三年左右。有的患者长期服用分子靶向药物，已经生存十多年了。所以有必要介绍一下这类神奇的药物。

我国这几年肺癌的发病率确实在大幅度上升，人们经常会听说周围有人患了肺癌。作为呼吸科医生，体会尤其深刻。大约20年前，我刚参加工作的时候，我们病房里的肺癌患者不足十分之一，而现在我们病房里肺癌患者几乎要占到一半。这也是大多数医院呼吸科的现象。

我国现在每年新发肺癌患者超过70万人，且这种增长势头在十年内不会得到缓解，预计到2020年中国肺癌发病人数将突破80万，死亡人数将接近70万。如果不积极控制吸烟和防治大气污染，到2025年，中国的肺癌人数将达到顶峰，超过100万，成为世界第一肺癌大国。

现在的肺癌发病率大约是30年前的4倍，这个数字大家可能不太敏感，但是大家对房价的增长深有体会，前几天看了一个报道，说北京的房价近10年增长了4倍，所以说肺癌发病率30年来的增长跟10年来房价的增长是一样的。

现在公认的病因是吸烟和大气污染。所以这几年，河北地区的肺癌发病率上升更加明显。美国近几年肺癌的发病率已经从高峰开始下降，与其有效地控烟密不可分。我们国家这几年也在积极加强烟草控制。

我个人觉得，肺癌的发生和饮食有着更加密切的关系，尤其动物蛋白的过多摄入。摄入动物蛋白后，分解成最小的单位氨基酸，合成我们自身的成分，也就是"猪肉变人肉"的过程。尤其是哺乳动物的蛋白，因为哺乳动物与我们人类更加接近，也最容易合成我们自身的成分。

在营养不足的年代，这种"优质蛋白"有利于增加营养，恢复体力。但现在的社会，普遍存在营养过剩，过多的氨基酸在体内堆积如山，无法充分利用，如果遇到像吸烟这样的不良刺激，细胞发生突变，过多的氨基酸就会找到出口，疯狂地合成异物，这就是肿瘤。所以前段时间新闻中报道的"红肉可致癌"的说法，并不是空穴来风。因为大多数肿瘤就是肉所生。

谈到食品安全，我们特别关注食品的农药残留、防腐剂、色素等，而忽视了高蛋白饮食的危害。古人讲过"物无美恶，过则为灾"，再安全的食品，摄入过多，就有危害，其实没有垃圾食品，只有垃圾吃法。在饥饿的年代，肯德基绝对是好东西。作为炎黄子孙，生活习惯正符合《黄帝内经》中提到的"五谷为养，五畜为益，五菜为充，五果为助"。五谷永远是主食，肉类、蔬菜、水果只是锦上添花而已。现在很多人却颠倒了，尤其是山东人，以前是从中原地区搬迁来的，而《黄帝内经》也是针对中原地区的人所写的。我们更应该遵循《黄帝内经》的教导。

现在虽然说吸烟和大气污染是肺癌的高危因素，但是有些现象也不好解释，吸烟会导致鳞癌的发生，但这几年腺癌的发病率明显升高，已超过鳞型肺癌，成为主要的肺癌类型。

空气污染导致肺癌高发的说法也让人怀疑。如果不单说肺癌，总的肿瘤发病率，世界上来讲，丹麦最高，英国、新西兰、澳大利亚这些空气很好的国家排名都在前十名，中国排50名之外了。那么在我国是哪些地区最高呢？青海最高，宁夏、甘肃随后，空气污染较重的河北只排第17位（2012年数据）。我们不能凭感觉，有些数据不好解释，但要尊重统计数字的科学性。

还是说肺癌，在中国有一个世界有名的肺癌高发地区，是云南宣威地区，这里大气污染并不严重，其肺癌高发的原因至今并不清楚，成了医学上的"世纪迷案"。专家调查发现，当地人有烧柴做饭和室内烧煤取暖的习惯，认为是导致肺癌高发的原因；但周边其他地区同样有这些习惯，肺癌却没有这么多。我发现宣威地区有一种地方特产是"宣威火腿"，一种肉制品，既然能形成品牌，应该在当地比较普及，历史悠久。这是不是"红肉致癌"的一种印证呢？也有人会说，"金华火腿"也很出名，但没有听说过金华地区肺癌发病率高，我想这是内因和外因的问题了，仅有动物蛋白摄入过多，没有煤烟这些外部因素的刺激，肿瘤也长不起来，这些问题很值得我们去思考。既然原因不清，我们都有理由去推测、去研究。

所以空气污染与肿瘤的关系并不像我们想象的那么简

单，许多问题仍然需要我们去思考、去研究。

肺癌的可怕在于它静悄悄地发展，一旦发现往往已经是中晚期，很长一段时间里肺癌晚期患者都活不过一年，所以我们认识的肺癌患者，都是"很难超过一年的朋友"。

传统的肺癌治疗方法是手术、化疗、放疗、生物免疫治疗，以及中医辅助治疗。除了早期手术的患者，其他患者的生存期一般在一年左右，我们说"天花板效应"，就是不管怎么努力，很难再有所突破了。

所以人们应该定期查体，早期发现异常，争取手术切除。超过40岁的人，即使没有症状，每年做一次胸部CT，是很有必要的。最好是做CT，胸部透视很容易漏掉早期病变。

分子靶向药物是一种与基因相关的药物，是近几年肺癌治疗的重大进展，但并不是对每个肺癌患者都有效。既然是基因相关的药物，只有某些基因突变的患者才有效。而基因是否突变是天生的，所以我们不得不相信"生老病死，命中注定"这样的说法。

对于中国人，针对肺癌的靶向药物，大约30%的患者有效，不吸烟的女性腺癌患者，有效率高达60%~70%，这是文献中的报道。不过据我的观察，有效率比这个数字要高，越是进展快、有转移的患者，越有效。上帝或许动了仁慈之心，为你关上一扇门，同时又打开了一扇窗。

这种药物最早是英国的阿斯利康公司推出的，上市后发现对东方人效果明显好于西方人，可以说是21世纪初西方人送给东方人的一份大礼。以前我们也说"21世纪是生物学世纪"，这类药物的推出，也让我们实实在在地感受到了生物学世纪并不遥远，就在我们身边。

这种分子靶向药物的出现，大大延长了肿瘤患者的生存期，对于敏感的患者，生存期由以前的一年提高到三年。这三年是指平均数，易瑞沙进入中国11年来，就有一批肺癌患者一直用到现在，几乎达到了治愈的程度。相信随着越来越多的分子靶向药物的出现，肺癌最终会像糖尿病、高血压一样，成为一种可以长期服药控制的慢性肺病。

什么是靶向药物治疗呢？顾名思义，就是像打靶一样，力求精确，不伤及无辜。以前也有靶向治疗，传统的靶向治疗，例如局部的冷冻、电凝，把肺部的肿瘤摧毁掉，而对全身影响不明显。这种靶向治疗其实是把肿瘤细胞连同相邻的正常细胞一同消灭，这还属于物理靶向的概念。

而分子靶向药物的作用机理就完全不同，类似精确制导炸弹，只识别突变的肿瘤细胞，封锁肿瘤细胞上的一个靶点，使其灭活。这种药物对于正常的细胞视而不见，从分子水平上清除肿瘤细胞，因此不良反应大大减少。

2015年时任美国总统奥巴马提出了"精准医疗"的概念，这在目前是一个比较时髦的词，他其实指的是分子靶向治疗，并非传统的物理靶向治疗。连美国总统都在关注分子靶向药物，可见其对未来影响力之大。

正常情况下，我们的皮肤划破了，通过细胞增生，结个疤痕，等伤口愈合后，细胞就停止生长，这是一个良性的过程，肿瘤细胞也是这样一个增生过程，只是失去了控制，无法停止。但这个生长背后也有推手，需要不断发送分裂繁殖的口令。这个"增生"的口令的传递要通过肿瘤细胞的细胞膜，这上面有个蛋白通道，由酪氨酸激酶（TK）构成，外面连着表皮生长因子受体（EGFR）。气管的上皮细胞上有大量的EGFR，人们吸烟时，会不断损伤气管的上皮细胞，气管也不断地增生修复，EGFR发生突变的概率大大增加，一旦发生了突变，就会不断地发出增生的指令，导致细胞的生长失控，形成肿瘤。所以说吸烟是肺癌的诱发因素之一。

因为分子靶向的药物是通过突变的表皮生长因子起作用的，所以对于上皮来源的肿瘤与鳞癌和腺癌，就有可能起效，而小细胞肺癌来源于神经内分泌细胞，这类药物就不可能起作用，除非是混合型的肿瘤。

今天我们谈到的分子靶向药物，就是作用于肿瘤细胞膜上的酪氨酸激酶（TK），相当于把它的嘴巴捂上，称酪氨酸激酶抑制剂（TKI），阻断EGFR的口令向细胞内部传送，肿瘤细胞就会停止生长，最终凋亡。所以这类药物的名字很长，称表皮生长因子受体酪氨酸激酶抑制剂（EGFR-TKI）。

这只是众多肿瘤形成的机制之一，也是目前研究最为明确的一种机制。其他还有许多机制，形成一个分子通信网络。全世界的许多药厂都在开足马力寻找新的作用位点，开始新的药物，因为这里面潜藏着巨大的市场前景。

目前一代的EGFR-TKI主要有三种：吉非替尼，商品名是易瑞沙；厄洛替尼，商品名是特罗凯；值得骄傲的是我们也有国产品种，埃克替尼，商品名是凯美纳。易瑞沙的知识产权保护即将到期，2017年下半年，国产易瑞沙面市，可大大降低患者的治疗费用。不过对于青岛市医保的患者，还能享受到比其他地区更加优惠的政策。

另外还有二代TKI，阿法替尼；三代是AZD9291、CO1686等。随着越来越多的分子靶向药物推向互联网，以后肺癌有可能就是一种慢性肺病，通过药物可以长期控制。

目前公认的是这四种情况受益的可能性最大：东方人，女性，不吸烟，腺癌患者。应用有效率可达60%，据我的个人经验，越是有多发转移的患者，越容易有效。

但最好是取一块肿瘤组织做一下EGFR基因是否突变的检测。以前是腺癌的患者才做基因检测，现在主张，只要不是小细胞肺癌，都建议做检测。有的患者取不到肿瘤标本，不能做检测，也可以试服一个月，我们称"盲吃"，如果症状改善，CT复查病变缩小，证明有效，也可以应用。在青岛地区，这种盲吃的患者还可以走医保程序，大大减轻药费负担。

分子靶向药物的优点是显而易见的，那就是服用方便，相比放、化疗来讲不良反应小，对于年龄、体质没有要求，即使晚期患者、体质虚弱的患者也可以应用。部分患者能收到神奇的效果。缺点就是不是所有人都适用，没有EGFR基因突变的患者用了就没有效果。

至于如何检测出癌细胞的存在，给它们以精准打击，这就涉及肿瘤的诊断问题了。首先是通过CT发现肺上有病变，如果高度怀疑肺癌，可以直接手术切除，或者先经支气管镜，以及CT引导下肺穿刺取得肿瘤组织，明确诊断。痰或者胸水中找到肿瘤细胞也可以诊断，但有一定的误诊率。

手术后的标本，或者经气管镜穿刺取得的标本，应该做一个基因突变的检测，看看是否适合应用靶向治疗的药物。胸水、血液标本也可以做基因检测，但是技术要求高一些，目

前还不普及。预计在不久的将来，通过外周血循环肿瘤细胞
（CTC）以及循环DNA检测突变情况，将成为常规。

刚才提到，目前用得最多的分子靶向治疗的药物大多是
作用于表皮生长因子（EGFR）的，所以它的不良反应都与上
皮组织有关，主要表现在皮肤和黏膜上。最为常见的就是皮
疹，有的人皮疹严重甚至面部容貌都变了。但一般来说，不
良反应越大，正向作用也越大。其他常见的不良反应有口腔
溃疡、腹泻、瘙痒，都是与皮肤黏膜相关的部位。

有的患者取不到肿瘤组织，不能做基因检测，我们有时
就通过观察其不良反应，判断是否有效。

如果有效，复查病情稳定，就可以长期服用。许多患者
目前已经应用十多年了，相当于治愈了。但大多数患者应用
6~9个月的时候，就出现耐药了，即使服用这类药物，病情还
是会进展。

正是因为有耐药的情况，所以，现在指南推荐，如果身
体耐受，最好是先化疗，再序贯应用分子靶向药物治疗，这
样两种治疗的益处都能享受到。一旦在应用过程中出现病情
进展，我们可以选用二代和三代的这类药物，如阿法替尼和
AZD9291。也可以选择作用于其他通路的药物，如克唑替尼。

不过据我观察，一旦第一代的分子靶向药物耐药后，应
用三代的9291，大多数会收到非常好的效果。

分子靶向药物的出现是近几年的事情，并且不断有新的
药物推出，今年新的三代TKI靶向药物有可能在中国做临床推
广，最新的免疫治疗药物PD1也在积极引进中。相信在接下
来的几年，肺癌的治疗策略将会发生巨大的变化，放疗、化

疗的地位会大大下降，这对肺癌的治疗会产生深远的影响。

我们齐鲁医院呼吸科通过不断学习，外出开会交流，努力掌握最新的前沿知识，让患者能享受到最规范、合理的治疗策略。我们积极向患者普及最新的分子靶向药物的知识，提供合理的方案，让患者根据自己的情况作出选择。我们有时就跟患者讲，你就是去了美国，也是这些治疗方法。

预防肺癌的发生要做到以下几点。

首先就是禁止吸烟，吸烟者患肺癌的风险提高9~10倍，被动吸烟者的肺癌风险也是正常的两倍。美国近几年肺癌发病高峰已过，发病率在下降，与严格控烟有关。我们国家近几年也开始重视烟草控制，因为现在认识到烟草导致的疾病，消耗大量的医疗费用，远大于从烟草行业收取的税费。以前人们看病基本是自费，国家为了烟草税，未严格控烟。而现在，人们看病的费用大部分需要医保来负担，所以国家开始重视禁烟了。

第二，避免暴露在空气污染中。在雾霾天，减少户外停留的时间，如果雾霾天在室外运动，每分钟吸入的气体量是安静时的6~10倍，受到的危害也大大增加。

第三，就是饮食了，也是重点要谈的内容。肿瘤的发生就是一种异常增生的现象，肉类食物可以促进这种增生，尤其是羊肉和鸡肉，是热性的，能增强机体的新陈代谢，当然也会加快肿瘤的生长。

如果说对于车祸外伤的患者，这种优质蛋白饮食会促进细胞的增生，加快伤口的愈合。但对于肿瘤患者，就可能增加肿瘤的复发概率。

另外我们常说的"发物"，如山药、枸杞、香椿等，容易促进增生，也要慎重应用。当人体患肺癌后，应该让机体的代谢率降下来，越慢越好，不能处在阳亢的状态。老年人患肿瘤后，一般进展得较慢，就是因为老年人机体代谢慢的缘故，他们即便有了外伤，伤口恢复得也慢。素食的僧人，更容易心境平和，端坐修炼。如果他们以肉食为主，这是不可能做到的。

食物是有偏性的，容易把人体吃偏了。例如：食管癌患者，古人称"噎膈"，中医的治疗方法就是食用米糠，古人认为食用精米太多，把身体吃偏了才得的食管癌，需要用精米相对应的米糠纠正过来。有道是"解铃还须系铃人"。现代人不谙此道，肿瘤本来是营养过剩导致的疾病，我们却还在不断地增加鱼肉，加强营养。

第四，关于心情。据我个人观察，肺癌患者大多数是心情压抑、不开朗的人。患者知道自己得了肺癌后，一般会有两种情况，少数人会彻底放下，尽情享受最后的生命时光，反而病情大有好转，甚至自愈。但是大多数患者会陷入惊恐之中，病情进展较快，所以有人统计，有三分之一的肿瘤患者是被吓死的。不光是肺癌，乳腺癌的患者几乎也都是心情压抑的人，所以保持好的心态，是预防肿瘤的关键。

所以肿瘤的发生，是体内的肿瘤基因，与体外的诱发因素共同作用的结果。如果体内没有肺癌基因，再吸烟也不要紧，顶多患肺气肿罢了。如果体内有肺癌基因，假如回到生产队的年代，空气洁净、粗茶淡饭，日出而作、日落而息，也一样活到80岁。

　　肿瘤其实是机体的一种增生机制，只是这个机制背离了人体的约束。如果没有这种机制，人体就无法成长，我们的伤口就难以愈合，肠道黏膜在几天内就会脱落一遍，却得不到再生修复。

　　随着年龄的增长，肿瘤的发生率也越来越高，如同老年人的高血压、骨质疏松一样，只是一种老年病而已，没有必要为此恐惧。许多无疾而终的人，死后也发现有肿瘤。据报道，200例75岁以上的老年人，死后大约有48%体内都发现了肿瘤，有的已经很大了，或者不止一个，而生前并不知道。

　　现在主流的观点是让患者以平常之心看待肺癌，也就是孙燕院士提倡的"与瘤善存"。与肿瘤和平共处，它长它的，我活我的。这样反而明显延长生存期，提高生存质量。

肿瘤治疗中的"疏"和"堵"

　　现在流行的肿瘤治疗观点还是想方设法把肿瘤细胞"赶尽杀绝"，必除之而后快。几十年来，已经证明这种思维行不通，是一条死胡同，患者的五年生存率并没有增加。这几年出现的分子靶向药物，对一部分敏感的患者，起到了神奇的作用，但对于不敏感的患者和小细胞肺癌、鳞型肺癌，还是以化疗为主。对于这部分化疗患者来讲，治疗效果已经达到了一个平台，难以有突破。

孙燕院士曾提到，要把肿瘤看成是一种可防可控的慢性病，要学会与肿瘤和平共处，带瘤生存。高血压、糖尿病都是慢性病，难以治愈，但是完全可防可控。将来肿瘤也是如此。

如何做到这一点呢？这就需要转变我们的治疗观点，以新的思维对待肿瘤的治疗。

有一个事实是，肿瘤患者的机体处于一个高凝状态，也就是说容易形成血栓。我认为这是肿瘤细胞的一种高明的策略：通过制造高凝状态，从而使中心乏氧，这种缺氧会保证肿瘤组织血管的增生以及转移的发生。这就如同城市中心交通的拥堵，会迫使人们到城郊居住。肿瘤血管的增生，是肿瘤扩大地盘的前提，如果没有血管的供养，一个肿瘤只能保持在3毫米大小，现在许多基因药物，就是以抑制血管生成为作用靶点。

中医治疗肿瘤的主要出发点就是"活血化瘀"，这么多年能够流传下来，是因为确实有效。高凝状态可导致肿瘤高发，而抗凝治疗可以减少肿瘤的发病率。研究也证实肿瘤中心区处于一个乏氧状态。

如果能通过药物使肿瘤中心的血流变得通畅，也就是不至于形成乏氧状态，这样肿瘤细胞制造高凝状态的计谋就不能得逞，血管增生及转移的可能性下降。因为缺氧是导致血管增生的很重要的因素，杵状指就是一个典型的例子。缺氧同样会导致各器官的纤维化，而纤维化就是增殖过度的表现。打破这种乏氧状态很可能会使肿瘤停止生长，形成人与肿瘤和谐共处的"带瘤生存"局面，这也是近几年积极提倡的一种对待肿瘤的态度。

　　几年前，有一位亲戚因宫颈癌肺转移住院治疗，我就应用低分子肝素、丹参、右旋糖酐、银杏达莫等活血的药物，还没等开始化疗，患者的一些全身疼痛不适症状就明显缓解了。

　　中医"活血化瘀"的办法很多，而西医想达到这种状态更加容易，一些安装冠脉支架、换瓣膜或肺栓塞后的患者就是长期抗凝治疗。我下乡时，发现县医院里有的医生，很随意地为患者静滴肝素，竟不知道要监测凝血指标，我很奇怪地问他们为什么要这么用，他们只是凭经验觉得这样可以明显地缓解一些COPD及肿瘤患者的症状。还有一部分老年人，每年要定期到诊所或乡镇医院去"冲血管"，我问过，一般是用盐酸培他定或右旋糖酐类的药物。以前，我总认为这是基层医生的一种"想当然"，是在"忽悠"患者，对患者只起一种心理作用，现在想想，也许通过抗凝，真的起了作用。

　　现在对于有些肿瘤的一种介入治疗方法是栓塞，我个人觉得有两个弊端并不为大家所重视：一是栓塞后肿瘤会更加乏氧，血管增生及转移的欲望会更强烈；二是以后再通过全身用药化疗时，由于局部血管的阻塞，反而使肿瘤内部的血药浓度很难提高。

　　这很容易想到大禹治水的故事，"疏"与"堵"的利弊很值得我们权衡。现在的主流思路还是"围追堵截"。最终大部分肿瘤我们还是拿它没办法，无奈提出"带瘤生存"的观点。

　　我们完全可以换个思路，那就是抗凝治疗。现在的西医治疗原则中并没有提及这一点。发现或发明一种化疗药非常难，如果发掘老药的新用途还是可以考虑的。

　　最近看一篇文章，在肺癌介入化疗同时注入654-2，效果奇佳。文章认为是改善了微循环，利于药物进入。而我觉得很可能是改善了肿瘤中心的乏氧状态。但文章并没有认识到这一点。

较早的一篇文章中提到，患过下肢静脉血栓的人，肺部肿瘤的发病率明显增高，但不清楚是什么原因。后来的一篇文章，在调查冠心病患者的时候，发现长期服用阿司匹林的患者，肿瘤发病率减少了30%。文章中没有解释原因，却与上面的观点是相符的。

恼人的咳嗽

在青岛地区，以咳嗽就诊的患者能占呼吸科门诊量的60%~70%，这是沿海地区的一个特点。可能与空气中盐离子成分增多有关，也可能与空气太过洁净、缺少抗原刺激、呼吸道黏膜抵抗力不足有关。

在门诊上经常遇到咳嗽几个月，甚至几年、十几年的患者，用遍了各种止咳、抗炎药，做了各种检查，就是咳嗽不止，奈何不得。咳嗽是人的正常生理反射，利于清除气道异物。如果过了头，就是病理性咳嗽。凡事要有个"度"，也就是中医所讲的平衡，这种"平衡的偏差"还表现在气道对气味的敏感上，嗅觉丧失当然不好，但太过敏感也会带来麻烦，持久的鼻黏膜充血、肥厚，就是过敏性鼻炎的祸首。

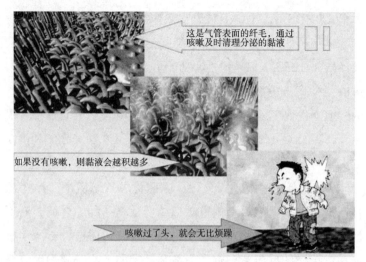

这是气管表面的纤毛，通过咳嗽及时清理分泌的黏液

如果没有咳嗽，则黏液会越积越多

咳嗽过了头，就会无比烦躁

咳嗽在美国也是占门诊第二位的疾病，每年耗费十多亿美元用于咳嗽的治疗，国外早就有了咳嗽的诊断指南，我国也在2005年底制订了相应的文件。2006年我在济南听了赖克方教授的讲解后，对咳嗽认识豁然开朗，改变了以前的许多观点，对咳嗽有了全新的认识。2009年，我国又修订了指南，进一步规范了咳嗽的诊断与治疗，但是现在重视这个指南的人并不多，我在门诊上经常遇到长期按照"慢支"治疗不见好转的咳嗽患者。

现在我们通常把咳嗽分为急性咳嗽（小于3周）、亚急性咳嗽（3~8周）和慢性咳嗽（大于8周）。也有版本只分为急性和慢性咳嗽两种。

急性咳嗽最为常见的是感染后咳嗽，就是感冒好了后咳嗽迁延不愈，自己也觉得很"燥人"。这类患者一般有慢性鼻炎病史，平时闻异味就气管不舒服。

新的指南中认为慢性咳嗽最常见的原因是：鼻后滴漏综

合征（PNDS），也称上气道咳嗽综合征（UACS）；咳嗽变异性哮喘（CVA）；嗜酸性粒细胞支气管炎（EB）；胃食管反流病（GERC）以及慢性心功能不全及药物等所致。指南中讲前三种病占慢性咳嗽病因的90%，这个指南是南方人制订的，但据我观察，北方人中，嗜酸性粒细胞支气管炎的患者很少，新版的《协和呼吸病学》认为PNDS、CVA、GERC和慢性支气管炎占了慢性咳嗽的95%。尤其是GERC，最易被忽视。

（1）上气道咳嗽综合征：以前称鼻后滴流征，因为没有证据，改为此名。上气道咳嗽综合征是一种综合征，而不是某一种特定疾病，对其诊断应根据症状、体征、影像学检查和对治疗的反应来确定。当鼻和鼻窦的炎症分泌物后流至咽喉部或呼吸道，会因刺激产生咳嗽。我们在临床上常见鼻炎、鼻窦炎的患者到呼吸科就医，使用对症药物疗效不佳，经追问病史并详细检查才得以确诊。上气道咳嗽综合征的经验性治疗首选第一代抗组胺药或减轻黏膜充血剂。

（2）咳嗽变异性哮喘：是一种不典型的哮喘，以咳嗽为主，其发病机理与哮喘是一样的。主要表现就是顽固性咳嗽，多发于夜间或凌晨，对刺激性气味敏感，常为刺激性咳嗽，肺部检查多无哮鸣音。这些患者常被误诊为慢性支气管炎或慢性咽喉炎，长期使用抗生素不见缓解，患者生活质量受到严重影响。

这种咳嗽有以下4个特征：①咳嗽以夜间或凌晨为主；②有较长时间干咳、痰少；③遇到冷空气或刺激性气味咳嗽加重；④长时间使用抗生素治疗效果不满意。此类患者可通过支气管激发试验或扩张试验得以确诊。使用吸入激素和支气管扩张剂治疗，咳嗽症状能完全缓解。

（3）嗜酸性粒细胞支气管炎：可通过诱导痰细胞学、肺通气功能和气道高反应性检查来诊断。也可通过气管镜肺灌洗诊断。肺通气功能和气道高反应性检查现已基本普及，诱导痰检查本身亦不需要复杂的技术和仪器，因此已经被列为慢性咳嗽的一线检查。这种情况在本地区较少见。

（4）胃食管反流病：胃食管反流可引起长期咳嗽是许多人不容易想到的。据文献资料记载，由胃食管反流病引起的慢性咳嗽占20%左右。这是由于进入食管的反流物刺激食管下段，引起神经反应异常，造成呼吸道痉挛产生咳嗽。如果患者常有反酸、胃灼热、咽部异物感等症状，且咳嗽症状与饱食、卧位、睡眠、饮酒有关，就应考虑到咳嗽可能与消化系统疾病有关。一旦确立诊断，医生就会使用相应药物或抗反流手术治疗，可使咳嗽明显缓解。

（5）慢性支气管炎：慢性支气管炎是我国一种常见病、多发病。慢性支气管炎咳嗽的特点是：咳嗽伴大量的痰液咳出，早晨为主，伴有急性感染时痰量增多且呈脓性，颜色变黄。慢性支气管炎常有 2 年以上的病史，每年咳嗽持续 3 个月以上。治疗首先要戒烟，加强锻炼，增强体质，减少呼吸道感染的发作次数。

（6）药物影响：许多药物可以引起咳嗽，例如常用的治疗高血压的药物，即血管紧张素转化酶抑制剂，如开搏通、悦宁定、洛汀新等；胺碘酮、利尿剂等也可引起咳嗽。据文献报道，咳嗽是服用血管紧张素转化酶抑制剂类降压药物的一个常见不良反应，发生率在10%~30%，占慢性咳嗽病因的

1%~3%。一旦使用上述药物出现了咳嗽症状，只要立即停药，咳嗽即可缓解。故提醒患者，使用药物前应仔细阅读说明书，做到心中有数。

（7）支气管结核病，肺癌，支气管扩张，变应性支气管曲霉菌病，气管内异物，精神性咳嗽也不应忽视。

（8）不光是气管，其他地方有问题，同样也会导致咳嗽。咳嗽感受器不仅存在于咽喉、气管、支气管等呼吸系统部位，食管、鼻旁窦、外耳道、胸膜、心包等部位亦有咳嗽感受器的分布，上述系统或部位的病变均有可能产生咳嗽症状。因此，除了呼吸系统外，还要注意消化、耳鼻咽喉、心血管系统的病变。咳嗽还与一些特殊的职业接触史有关，如仓库粉尘、尘螨、花粉、蚕丝、蘑菇孢子等。心功能不全也可以表现为咳嗽，特别是伴有活动后喘息和夜间阵发性呼吸困难者更应注意心脏功能情况。

"咳"和"嗽"的区别

在祖国的传统医学中，"咳"和"嗽"是不一样的。古代人似乎比现代人对咳嗽有着更清醒的认识，现代人却混为一谈。正确区分"咳"和"嗽"，才能正确对因治疗。

《杂病源流犀烛·咳嗽哮喘源流》说："有声无痰曰咳。非无痰，痰不易出也。"《素问·咳论》："外感六淫，内伤七情，皆可致咳。"《素问病机气宜保命集》认为"有痰无声，名之曰嗽"。

金元时期刘河间的《素问病机气宜保命集》曰："咳为无痰而有声，肺气伤而不清也；嗽是无声而有痰，脾湿动而为痰也。"清朝名医陈飞霞在其著述的《幼幼集成》中记载："凡有声无痰谓之咳，有痰无声谓之嗽。"沈金鳌《杂病源流犀烛》认为嗽证"病在脾，脾藏痰，故痰出而嗽止"。现代有名的中医大夫也认为咳嗽是一种痰湿症。从这些古人的记录中可以看出，"嗽"是由脾导致的，这种痰是由气管产生的，许多患者诉说晚上咳嗽，非得把那口痰咳出来才能安稳下来。其实这种痰就是食管里的分泌物，这是"嗽"，而非"咳"。如果是气管里的，不需要这么费力。所以咳嗽导致的压力性尿失禁，咳嗽性晕厥，一般见于食管反流性咳嗽，其他原因导致的咳嗽，很少出现这种情况。

"脾为生痰之源，肺为贮痰之器，肾为生痰之本。"很多人一有咳嗽就想到是肺的问题，其实肺只是临时贮存了脾肾的产品而已。

古人在造字的时候非常讲究，当气管里有痰时，就发出"咳、咳"声，而食管反酸导致分泌物增多时，就会通过"嗽、嗽"的动作清除。所以古人认为咳嗽至少包括气管和食管两大病因。其实英语的"cough"也是一种象声词，不过无法区分"咳"和"嗽"。

至此发现，我经过数年临床摸索得到的个人体会，在古代早就形成了成熟的理论体系。不得不佩服传统医学的博大精深。

通常人们用嘴吃饭，用鼻呼吸。特殊情况下也可以张口呼吸，通过鼻子喂食（鼻饲）。只要咽喉分得清，便无大碍。气管食管在咽部的交叉处会合，曾被认为是进化过程中的历史遗留问题，是反复妥协的结果，这样难免会发生食物走错了路的事件，每年会有数万人因呛咳致死（约为10万分之一），而患有吸入性肺炎的患者更加常见。

但这种结构的益处却不为人所认识，那就是把食管反流的黏液通过"嗽"的动作排出。食管是一条厚壁肌肉质的直管，内壁富有腺体，可以分泌黏液，以润滑食管，便于食物团的运行。但是如果饮食过量、过于肥腻，贲门闭合，食管内的黏液过多无路可走，人就会嗽一声，把痰搜刮上来到咽喉，再吐出去。有时嗽上来的痰会跑到气管里，引起呛咳。现代医学称之为胃食管反流性慢性咳嗽，其实这就是由嗽而咳。

气管和食管的这种交叉，还有一个好处，就是在儿童时期，小孩子一般不会吐痰，因为小孩子要不停地从外界摄取各种病原体，强化自己的免疫力。那么气管产生的痰，就不应该浪费，就应该咽下去，刺激自己的免疫系统。五周岁之前接触过的病原体，一般终生都会耐受，以后再接触，就容易过敏，这也是青岛地区鼻炎、哮喘、慢性咳嗽患者增多的一个主要原因，因为空气太干净了。一些非常干净的国家也是如此。

在2015年版的咳嗽诊治指南中，关于咳嗽的治疗，基本是针对"咳"的，包括抗炎、抗过敏、中枢及外周止咳、鼻黏膜收缩剂、支气管扩张剂、化痰等。而对"嗽"的治疗重视不够。治疗嗽的关键在于节饮食、消积滞。控制饮食摄入的速度，也很关键。治疗嗽的药物离不开半夏，它清降食管、胃内的寒痰，散冷结。《金匮·妇人杂病脉证并治第22》曰："妇人咽中如有炙脔，半夏厚朴汤主之。"这种咽中嗽不出来、咽不下去的痰，用半夏最合适。其他类似的经方还有半夏散及汤、小半夏汤、半夏泻心汤、小柴胡汤等。戏曲界有句行话叫作"饱吹饿唱"，意指负责吹奏的演员一定要吃饱了，这样有力气，而唱戏的演员最好是饿着点，这样不仅是腹腔能产生共鸣，胃里也不会有痰上来糊嗓子，影响发声。

所以"嗽"其实就是指胃食管反流性咳嗽（GERC），这是一种很常见的现象，只是现在的人认识不足。这是胃食管反流病（GERD）的表现之一，也可能是GERD的唯一表现，占GERD的43%~75%。目前针对GERD的诊断和治疗还存在许多困难，高达75%的GERD缺乏烧心和胸骨后疼痛的表现。目前诊断GERD最常用的方法是24小时食管pH值监测，但只能证明酸性反流，而不能诊断非酸性反流，尤其是应用了抑酸剂（PPI）后，94%的酸性反流监测不到了。但反流性咳嗽仍然存在，所以高大上的检测手段并不可靠。

在我国，GERC大约占慢性咳嗽患者的3.5%，而在欧洲，并不迷信24小时食管pH值监测，只是通过问诊，诊断GERC占慢性咳嗽的25%~35%。

为什么我们和欧洲差别这么大呢？这完全是认识问题，认为一定要有24小时pH值监测才可以诊断GERD，这种观点已落伍了。

即使认识到了这种现象，也未必治疗有效。现在有难治性GERD（RGERD）一说，如反流性食管炎患者应用PPI，治疗8周后，内镜下食管反流（RE）仍然存在或症状持续存在，非糜烂性反流病患者PPI治疗4周后症状仍持续存在即应考虑为RGERD。在未治疗的GRED中，酸性反流和非酸性反流各占50%，而接受PPI的GREC患者中，4%的咳嗽与酸性反流有关，74%与弱酸反流有关，17%与弱碱反流有关。在成人，胃酸反流到咽喉部刺激咳嗽的发生率很小，而24小时食管pH值监测发现，多数GERC患者只存在远端反流，咳嗽与远端的反流显著相关。通过MⅡ多导阻抗电极，可以知道非酸性反流与GERC密切相关，而与食管内的pH值相关性不大。这时我们做胃镜，并不一定会发现食管黏膜的异常，称胃镜阴性的GERD或非糜烂性反流病（NERD）。因为我们做胃镜时是空腹的，难以确定进食后食管的状态。所以，只要有胃内容物进入食管，即使是弱酸性甚至碱性反流，也会导致顽固性咳嗽，并且刺激食管黏膜，导致前胸或胸背疼痛。夜间由于体位的原因，胃内容物更容易反流入食管。

现在的指南中认为白天直立位时加重，值得商榷，确实有，但很少。汪忠镐院士就是白天咳嗽为主，他通过自己的亲身体会，认识到这种疾病，也建立了国内最大的食管反流治疗中心。

我在临床工作中总结了这部分患者的饮食特点，针对性地制订治疗方案，收到了很好的效果。我曾做过一项研究，收集72例患者，至少具有以下五个饮食习惯之一：①进食快；②喜流质食物；③喜甜食；④易饱食；⑤边吃饭边饮水或喝汤。其中男性33例（45.8%），女性39例（54.2%），平均年龄47岁（23~83岁），病史2~360个月，中位数8个月。72例患者中，进食快者46例（63.9%），喜流质64例（88.9%），喜甜食48例（66.7%），易饱食51例（70.8%），边吃饭边饮水57例（77.8%）。这些生活习惯促进了胃内容物的反流，不仅会导致胃食管反流性咳嗽（GERC），也会加重其他原因所致的慢性咳嗽。针对上述饮食习惯总结出"SLOW"策略，取得了较好的治疗效果。

食管和气管在组织发育过程中，都起源于胚胎前肠，且都有自主神经的分布，其神经有着同源性，食管和肺的传入神经通路由起源于中脑孤束核的迷走神经支配，而其中间神经元在延髓腹外侧疑核区和运动神经元相联系，反流物及酸刺激食管内各种机械感受器和化学感受器后再通过迷走神经反射影响气管，食管表面的迷走神经传入通路同样是重要的咳嗽调节神经，受到刺激后，可直接导致咳嗽或经由中枢神经导致咳嗽兴奋性升高。当食管黏膜受胃内容物（酸性或非酸性）刺激时，气管就会产生反射性的刺激，称"食管-支气管反射"。咳嗽反射器不光分布在气管、食管，还分布在胸膜、胆囊、心包，甚至外耳道。所以当我们掏外耳道时也会引起咳嗽，这并不说明气管黏膜受到了刺激，而是因为迷走神经耳支分布于外耳道后壁，它与喉头、气管的迷走神经有关联，刺激外耳道皮肤可以引起反射性咳嗽，这也被称为耳咳反射，又叫阿诺德反射，同样，当食管壁受刺激时，就会导致咳嗽。

具备进食快、喜甜食、喜流质、易饱食、边吃边饮水这五种饮食特点的慢性咳嗽患者，有导致胃内容物进入食管的倾向，虽然未进一步明确诊断，但属可疑GERC患者，可以因为胃内容物的反流误吸入肺和直接刺激咽喉部位，而导致咳嗽；亦可以因胃内容物反流刺激食管引起食管-支气管反射，食管黏膜对各种刺激存在高敏感性而长期咳嗽。

在目前GERC的常规治疗中，主要是针对胃内容物对肺及咽喉部的直接刺激进行干预，一般是应用酸抑制剂、促胃动力药以及胃酸中和药，很少针对食管-支气管反射、食管高敏性进行干预。所以，部分患者效果并不理想。在成人，胃酸反流到咽喉部刺激咳嗽的发生率很小，而24小时食管pH值监测发现，多数GERC患者只存在远端反流，咳嗽与远端反流显著相关，所以许多患者并没有典型的反酸烧心症状。

总之，阻止食物反流入食管，减少对食管的刺激，可有效缓解这类患者的咳嗽，而不仅仅是减少食管的酸度。这是目前咳嗽治疗中的一个薄弱环节，或许会移开挡在我们面前的最后一片树叶。

咳嗽：胃传来的呼救声

这是2007年我发表在《家庭医生》上的一篇科普文章，题目是编辑所加。

文章发表后，收到数封来信，均是文章的受益者，看来这是一个比较常见的咳嗽原因。

在门诊，我常遇到因慢性咳嗽而就诊的患者。其中有一位中年女性，她患有慢性咳嗽十四年，多次胸部X线及CT检查没有发现异常，以"慢性支气管炎"长期应用抗生素，咳嗽却一直不见好转。这种慢性咳嗽给她带来了无尽的烦恼，影响工作和休息，也影响了别人，更严重的是，除了咳得眼泪鼻涕一把抓外，还出现了压力性尿失禁。让她无颜面工作，不得不辞职在家。到底是什么细菌这么顽固？各种抗生素都用过了，怎么就是不管用？她十分纳闷。

原来是胃"病了"。

这位女士是一位慢性咳嗽患者，我仔细地询问了这位患者的病史，发现她患有慢性胃病，常有反酸、嗳气，每遇紧张、焦虑、受凉后加重，喜流质食物，几乎每餐都要有稀饭，且晚上吃饭晚，入睡早。常有胸前区疼痛，在多家医院看过，排除冠心病。我初步认为她的慢性咳嗽是胃食管反流所致。我的话使这位患者想起了两年前，她的胃病有过一段时间的好转，同时咳嗽也消失了，但她却没有将二者联系起来，谁会想到胃病会引起咳嗽呢？

胃食管反流是由于胃酸等胃内容物进入食管，刺激胃及食管的咳嗽反射器或直接吸入气管引起的，咳嗽造成的腹压升高会加重反流程度，形成恶性循环。不少胃食管反流的患者没有反流症状，咳嗽是其惟一的临床表现，但测一下食管的酸度会明显升高。指南中讲咳嗽大多发生在日间和直立位，但据我观察大多数患者还是发生在夜间，干咳多见。

明确了病因，治疗也就容易多了。针对这位患者的胃食管反流，给予抑酸剂、胃动力药及根治幽门螺杆菌的药物。并且叮嘱她避免过饱和睡前进食，避免进食酸性、油腻食物及饮料。少食流质食物，可在空腹时补充水分。高枕卧位，升高床头。通过采取这些措施后，患者胸口的烧灼感明显减轻，咳嗽也基本消失了。患者的疑惑也解开了：原来并不是什么细菌，而是胃酸在作怪，难怪抗生素不起作用呢！

慢性支气管炎常是慢性咳嗽的"冤犯"。咳嗽是人的正常反射活动，可以清除气管的痰液、异物。持续咳嗽超过8周就属于慢性咳嗽。长期、剧烈咳嗽会使患者感到焦虑、疲惫、胸腹肌肉疼痛，并会出现失眠、社交恐惧、性格及个人生活习惯改变等症状。

"慢性咳嗽患者最易被临床医生忽视，很多患者长期被误诊为慢性支气管炎或支气管炎，大量使用抗菌药物治疗无效，或者因诊断不清而反复进行各种检查，不仅增加了患者痛苦，也加重了患者的经济负担。"这是2005年我国制订的《咳嗽的诊断与治疗指南（草案）》中明确指出的。指南还提出一个与以往认识大不同的观点：真正由"慢性支气管炎"引起的咳嗽仅占5%~10%。以往的观点认为，咳嗽就是由呼吸道及肺的原因引起的。其实，早在两千年前，我们的先人在《内经》中就提到："五脏六腑皆令人咳，非独肺也。"我们在掏耳朵的时候，就有咳嗽的感觉，并不是因为肺有问题，而是外耳道里有咳嗽感受器。同样的感受器也分布在食管、胃、心包、膈肌、鼻腔等处。不光是胃病，耳鼻喉、心血管、过敏性疾病也可引起咳嗽。

近几年，专家对咳嗽的病因进行了深入的研究，逐渐明确了慢性咳嗽的原因，通常可分为两类：一类为初查X线胸片有明确病变者，如肺炎、肺结核、肺癌等。另一类为X线胸片无明显异常，以咳嗽为主或惟一症状者，即通常所说的不明原因慢性咳嗽，常见原因为：咳嗽变异型哮喘、鼻后滴流综合征、嗜酸性粒细胞支气管炎和胃食管反流性咳嗽，这些原因占了呼吸内科门诊慢性咳嗽比例的70%~95%。其他病因较少见，如慢性支气管炎、支气管扩张、支气管内膜结核、变应性咳嗽、心理性咳嗽等。慢性咳嗽在呼吸科门诊中是最常见的主诉之一，只要按照规范逐个筛查病因，就能较容易地找出咳嗽的原因，每种病因都有相应的治疗规范，采取对因治疗，就能取得较好的效果，使患者免受长期咳嗽之苦。

　　不要爱上"稀饭"。有人认为喝稀饭利于胃的消化，对胃有好处，事实并非如此。我们吃下去的混合食物，需要胃的蠕动波挤入十二指肠，如果食糜的性状较稠，胃经过几个蠕动波后，就基本把食物排空了；如果是很稀的混合物，就会在胃里来回流动，不容易进入十二指肠，造成胃肠激惹，常常向上越过贲门，反流入食管。而且稀饭不需要咀嚼，也就少了唾液淀粉酶的作用，相当于少了一道工序。如果你觉得饭很干，想喝水，可在饭后一两个小时进行，这时胃排空得差不多了。也就是说，水和食物的吸收要分开。

精气神与抑郁症

　　近年来，"抑郁症"这个词越来越频繁地出现在新闻报道中，抑郁症的发病率明显升高，身陷其中者不堪其苦，有的竟跳楼以求解脱。是什么样的痛苦能堪比这纵身一跃呢？

　　百度对抑郁症成因的解释是："迄今，抑郁症的病因并不清楚，但可以肯定的是，生物、心理与社会环境诸多方面因素参与了抑郁症的发病过程。生物学因素主要涉及遗传、神经生化、神经内分泌、神经再生等方面。"这个十分模糊的解释让人想到了太极推手，倍感郁闷。

　　既然从西医角度无法解释，我们可以从中医的精气神理论解释抑郁症的成因，从而找到更好的治疗之道。

一、什么是精气神？

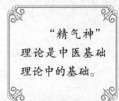

"精气神"理论是中医基础理论中的基础。

　　天有三宝日、月、星，地有三宝水、火、风，人有三宝精、气、神。可见，精气神是生命的三个要素。

　　我们吃的饭，转化成葡萄糖、蛋白质、脂肪储存在我们的血液、肌肉中，这是能量的物质基础，也就是"精"，如果能顺利地燃烧，就会炼精化气，提供身体运动的动力；最后诞生了我们的思想、情绪、情感、智慧，也就是我们的神。就像汽车，加的汽油相当于精；在发动机里燃烧就化生了气，提供动力；驰骋的状态就是神。所以"气"是"精"所化生，"神"是"气"的最高境界。

我们经常说到"精神""神采奕奕""聚精会神""走神"，却很少去细想一下，什么是"神"？我们看不见、摸不着神，按照西医的思维无法进行量化，却每时每刻离不开神。

"两精相搏谓之神"，从受孕那一刻起，神就具备了。所以老人讲，怀孕前三个月，不要对外人讲，就是怕扰了胎儿的神，"坐不住果"，造成流产。当周围的人知道怀孕，必然很兴奋，格外照顾，产生的气会影响到胎儿。三个月后再告诉别人，就不要紧了。这是指先天之神，需要我们后天不断地维护，补充营养。

人生下来，就带着先天之神，这时的神是聚的，小孩子很容易就能专注于一件事情，"专气致柔，能如婴儿乎？"但成年后的坎坎坷坷，逐渐就把一个人的神打散了。如果一个人老了，还能做到"积精全神"，很容易地专注于一件事情上，是养生的最高境界，不仅能长寿，也容易取得非凡的成就。如坐禅、练习书法的老人。

"精"是"神"产生的物质基础，人在胚胎时，是头朝下的，就是为了脑髓、脊髓、骨髓的发育，这些是先天之精，等人生下来，就头朝上，慢慢消耗这些精气了。这就相当于沙漏，怀孕时头朝下，把头部的精充满，生下来后头朝上，等把精漏完了，生命也就结束了。八字算命就是倒推孕期，预测人生。

而后天之精是指脂肪、汗液、涕、痰、精液、血液等，需要靠后天的五谷等来补充。在古代中医中，先天之精产生的气是"炁"，后天的气是"氣"，现代人活得很粗糙，但是古人却分得很清。先天的"炁"，下面是"火"字底，大致是水升腾化生，是指一种能量流，一种无形的气场。而后天的"氣"，带一"米"字，是通过吃粮食化生来的，是后天补充的。所以五谷养人，而不是吃肉养人。五谷是产生精的最好食物，所谓"五谷为养"，五谷来源的精最容易转化成气和神。而现在的许多人为了减肥，却以蔬菜、水果为主，实际上"五菜为助，五果为充"，为了把这些水果蔬菜转化成精，需要消耗体内大量的元气，影响了继续转化，大量的精积攒在体内得不到利用，结果有可能是越吃水果蔬菜越胖。

养精的另一个重要方法是趋冷避热。冬季是养藏的季节，在寒冷的环境里，心绪不再躁动，腠理闭，括约肌收缩，不容易出汗、遗精、漏精。上帝赐予北方人冬季，以用于养精。南方没有冬季，只有经常煲鸭汤以滋阴，如果是鸡汤则起不到滋阴的作用，因为鸡肉是热性、发散的。冬天最好的生活环境是"屋冷炕热"，这样睡得也香，而现在由于有暖气，室内燥热，晚上睡觉出汗，人工制造了一个"若有爱在外"的夏季环境；还有的人在冬天加强锻炼，蒸桑拿，"以酒为浆，以妄为常"，这都是"逆于阴阳"的行为，以致"冬不藏精""冬伤于精"，等春天来临时，底蕴不足，发散力不够，"春必病瘟"，容易受到病毒的光顾。这也是春天人们困乏，易哮喘发作，易过敏和鼻炎加重的主要原因。我们仔细端详一棵春天的野菜就能有许多体会，一棵野菜，秋天收敛，营养回归主干；冬天养藏，把根养得肥肥的，静待春天发芽、开花，开始绚烂的一个轮回。

临床上有一种检查方法是腰穿，抽取少量脑脊液化验，做完后患者需要平躺数小时才能坐起来，否则就会头痛。还有就是做腰麻手术时，因为不能排除有脑脊液漏出来，所以术后也要平躺数小时。长时间地思考问题，也会感觉头痛、后脑痛，尤其是中年以后，这就是耗精过多的缘故，相当于脑脊液减少了。许多人都会有这种体会，却不知道为什么。

《内经》中提到，肾虚的人会后脑痛。有的人射精后也会头痛，一般是后脑痛，自然是失精的表现，和丢失脑脊液是一样的道理。这在医学上称"性相关性头痛"或"性爱头痛症"，百度一下才知道，原因也是讲不清楚，治疗也很盲目，但中医就认为与失精有关，补足肾精后，就自然缓解了。这就引出一个问题，有些长期头痛的患者，是不是和"精不内守"有关呢？

不仅是丢失脑脊液和精液是伤精，经常出汗、尿蛋白、尿糖、流涕、白带增多、流产、堕胎，都是伤精的过程，而精是神产生的物质基础，先伤精，后伤神。鼻炎的患者流涕多了，就觉得没有精神，精力不济。慢性骨髓炎、牙龈炎都存在漏精的问题。当你想把电脑中的资料整理一下，却迟迟没有行动；做出一个计划，开了头，却没有了下文，就应该意识到，自己"炼精化气，炼气化神"的某个环节出问题了。

"冬伤于精，春必病瘟"是指冬天没有把精养藏好，春天就没有生发的能力，容易患病毒性疾病。没有精，自然不能化气，也就没有神；但有了精，也并不代表就有充足的神，肥胖者、高血脂、高血糖、痛风的人，就是不能精化气，不能把这些物质转换成动力，积攒在体内，是虚胖。"冬伤于精，春必病瘟"的另一个意思是指冬天没有好好闭藏，春天阳气就不足，没有生发的力量，这也是春天人们容易花粉过敏、咳嗽哮喘加重的原因。所以治疗春天的病，要从秋天开始收，冬天开始藏。提到哮喘，那些挨了打，不善于发作的人，容易得哮喘，因为阳气不足。阳气足的人，会立即还击或爆发的。所以哮喘的患者应用激素有效，是肾上腺皮质功能不足，也就是阳气不足的表现。

2010年的"甲流"期间，患者中的大多数是肥胖者和孕妇，体内的精应该是充足的，他们为何会"春必病瘟"呢？肥胖者不缺精，只是不能转化成气，其多有性功能下降就是证明之一。而孕妇，则是把产生的精气优先供给了胎儿。

"神"虽然看不见，却随时相伴在我们身边。西医认为一个人心跳呼吸停了，可认定死亡，而中医认为只要一个人的"神"没有了，就是行尸走肉，实际上已经死了，电影《黄连厚朴》里就有这样的情节。"神气舍心……乃成为人"，"神"在体内安了家，这是成为人的必备条件。有人讲，西医是让人活得长的学问，而中医则是让人活得好的一门学问。所以现在经常有应用呼吸机，全身插着许多管子维持着呼吸心跳的危重患者，这是西医思维带来的现状。

只要我们留心，就会发现生活中"神"处处存在，当我们等电梯时，不自主地就拿出手机看，这反映了一个人"神不内守"的状态，需要看新闻来聚一下神。同时这个过程，也在消耗你的神，形成恶性循环。早上交班时，有的人会感觉六神无主，不断变换站立姿势，这时神是散的，无法精力集中；而有的人，神是聚的，一个姿势站着，听得很投入。课堂上也是如此，聚精会神的同学和坐立不安的同学，"神"的状态是截然不同的，学习成绩当然也大不同。

大家或许觉得射击运动员靠的是视力，其实射击时，全神贯注才是最重要的，世界冠军王义夫其实是近视。飞碟射击运动员更是来不及瞄准，靠的就是"神"，他们比拼的不是技术，而是"聚精会神"的能力。还有篮球运动员，在投篮时，也无法进行瞄准；真正打弹弓的人，从来不会眯起一只眼睛，而是全神贯注地盯着目标，靠的就是一个"神"。这时最忌讳的就是"走神"、"分神"。

现代人失眠者多，皆与失神有关。有的人坐在沙发上看电视时容易睡着，但躺在床上却睡不着。这是因为躺在床上，想各种事情，"神"在外，当然睡不着；但看电视时，就能把"神"吸引回来，只要电视情节平和，反而容易睡着。认真听英语易入睡也是这个道理。失眠的人，一定是"神"散了。练瑜伽、打太极、静坐，都是收"神"的过程。小孩子的"神"是聚的，也不担心失眠的问题。

谈到失眠，还有一个原因就是晚上的光污染，家里灯光太亮，不管客厅还是卧室。白天在亮的光线下，人们精神振奋，尽情工作，晚上随着太阳的隐去，人的肾上腺皮质功能下降，就该入睡了。现在有了电灯，即使到了晚上，仍然接受亮光的刺激，即便是关了灯，也要看亮亮的手机屏幕，自然就不容易入睡。养鸡专业户深谙此道，白天晚上用大功率灯照着鸡，就是为了保持兴奋，多产蛋，我们不应该活在鸡的世界里。如果晚上家里关闭电灯，点上煤油灯，睡意自然就有了。月圆之夜人为何兴奋？太阳升起人为何就醒？都与光线有关。

"神"还体现在我们的五官中。我们常说"五官端正"，医院里有"五官科"，五官是指"眼、耳、口、鼻、心"，这个心并不是肉质的心脏，而是看不见的"心神"。

心主神明，坐于中，为君；眼、耳、口、鼻在四周，为臣。看不见的心神统领着面部的四个器官，这样才能表现出一个人的"神气"。如果一个人心神散了，心不在焉，六神无主，就会"视而不见""听而不闻"，群龙无首，眼神迷离，面容呆滞。

所以，看一个人"五官端正，相貌堂堂"，是指在"心神"的领导下，眼、耳、口、鼻的整体表现。

心对于眼、耳、口、鼻的指挥，很可能是通过对十二经络的指挥实现的。"心者，君主之官也，神明出焉。肝者，将军之官，谋虑出焉。胆者，中正之官，决断出焉。肺者，相傅之官，治节出焉。大肠者，传导之官，变化出焉。脾胃者，仓廪之官，五味出焉。膻中者，臣使之官，喜乐出焉。肾者，作强之官，伎巧出焉。膀胱者，州都之官，津液藏焉。小肠者，受盛之官，化物出焉。三焦者，决渎之官，水道出焉。除了心是君，其他都是大臣官员。可见心神之重要。一个国家，靠英明的领导；一个单位，关键是领导的艺术；一个人的身体，就是"神"在领导着，有什么理由不养好我们的神呢？

大棚里种出来的辣椒、西红柿，表面看起来肥大水嫩、鲜艳无比，但吃起来却没有那个味，也就是"有形无气"。有的人，长得高高大大，也是"有形无气"，缺少阳刚之气，更谈不上神；有的人，其貌不扬，却有种无形的气场，能带动周围人一起拼搏。所以，不光是五官，整个身体也离不开"神"的统领。这是中医的智慧，不光看到有形的东西，更重视背后无形的推动力。

有一部关于藏传文化的纪录片《第三极》，其中有一个印刷经文的情节，"纸张、雕版、宁静愉悦的心，在这里交汇……"，这样印刷出来的经文，一定蕴含着印经者虔诚的心神，不是因为娴熟的手法，重要的是要有"宁静愉悦的心"，这样的经文，才能被信奉者膜拜。如同书法、绘画，是作者凝神静气定格在纸上的某种高尚意境，无法言传，一般人修养不到这种境界，却可以被这种意境深深打动，产生膜拜之心。历史上许多伟人，如毛泽东，有着很高的书法艺术修养，反映的是"积精全神""凝神静气"的素养，正因为这种素养，他们在政治上也取得了不平凡的成就。

一幅画、一幅字、一件雕刻，凝聚的是作者的"神"，所以称"传神之作"，是把作者当时聚的神传递到了作品上，后人观看的时候，如果也是凝神静气地体验，立刻就与作者的"神"相通了，于是被作品打动了。所以，没有这种"神"，就不会有传神之作，没有这种凝神的观察力，也就是接收能力，就不会欣赏。

试想一位艺术家经常心绪不宁，心不在焉，他的作品会是怎样的？今时之人，一旦出名，则忙于应酬，心浮气躁，难以再出佳作。所以，潜下心来，"积精全神"，是有所成就的前提。

中医讲"肺与大肠相表里"，"肝开窍于目"，"肾开窍于耳"，而看不见的神，是与瞳孔相对应的，也就是我们常说的"眼神"。央视有一档《百家讲坛》节目，许多人喜欢看，却不知为什么喜欢。其中的演讲者有一个特点，不看稿，不看屏幕，面对观众，通过眼神，产生互动。就像两个人的谈话，不可能分神，不知不觉就被吸引住了。如果讲者只是盯着提示屏，听者低头看讲义，效果就大不一样，因为没有眼神的交流。透过眼神，可以感受到一个人的智慧、境界、气场，甚至威慑力。开会的时候，讲话者是在念稿还是脱稿讲，我们闭着眼睛也能感知到。

小孩子都有炯炯有神的眼睛，体现的就是先天的神。而打完游戏的孩子，"神"被透支，眼神就是迷离的，散的，无精打采。中医讲"嗜欲不能劳其目"，就是说不能因为爱好，就让眼睛太疲劳，其实就是不能因为欲望而从眼睛里失神。"闭目养神"，说的是闭上眼睛，神就不再丢失，得到恢复。

人死亡时，瞳孔散大，最后一点神从这里跑掉了，散失殆尽。

"积精全神"是《黄帝内经》中极为推崇的一种境界，百度上也有这个词条。想成就一项事业，高质量地完成一项工作，最好是做到积精全神。"积精全神"和"六神无主"是决然不同的两种状态，也决定了人生的不同轨迹。《类经·摄生》中提到："精不可竭，竭则神散。精能化气生神，神能助精持精，严重的精亏往往引起神的异常，所谓精病神变。"在临床中，就是精病之后，伴见神情恍惚，失眠健忘，心悸怔忡，神情呆钝。当精病不伴有明显的神病时，可以单用补益固涩之品，如有神情呆滞，则需调神、安神。

"养精蓄锐"是说有了精，才能有锐气，也就有神，用好我们的神，推动产生情感、智慧、创造力、记忆力，才能成就我们的事业。从小培养一个孩子专注的能力，做到"积精全神"，就是培养高考状元的最佳途径。一个团队的领导者如果认识到这一点，除做好思想工作外，最好把员工的精养好，做到精充气足、神聚心潜，自然员工们就会思维活跃，工作效率提高。

随着年龄增长，人的心神越来越散，需要不断地关注微信、微博、股票，看韩剧、打麻将才能安静下来，不这样做就六神无主，但这些方法继续分散精力，消耗"神"，是一种恶性循环。当一个人心神不宁时，不能安心做事情，效率低下，感到忧虑、沮丧、失眠。一点疼痛就会放大，卫生间里下水道的声音会听得很清楚，吵得睡不着。这时就需要收回心神了。静坐、站桩，就是收神的过程。《黄帝内经·素问·上古天真论》里讲"精神内守，病安从来"，把内心的"神"守住，不轻易耗费，就不容易生病。

明白了这个道理，在生活中应节约用神、勤于养精，心绪平和，"不以物喜，不以己悲"。在吃饭时，不再听新闻、看手机，就是专心吃饭，仔细体会一下饭的味道，想想怎么做才能更好吃。静下来听听自己呼吸的声音，感受每个关节的灵活度。早晨的闹钟如果太刺耳，可以用一个带音乐的闹钟，通过舒缓的音乐把人唤醒，人睡得最沉的时候，正是养神的时候，这时候惊醒，是最为扰神的。一个公司的领导，如果每天拿出一点时间，带领员工站桩、静坐、锻炼员工"积精全神""凝神静气"的能力，一定比做广播体操要高明得多。篮球或足球教练，每天拿出一个小时的时间练习静坐、站桩，把心神凝聚起来，一定会大大提高比赛成绩。四肢再发达灵活，也要靠"神"的指挥。

谈到扰神，曾经有个研究呼吸睡眠暂停综合征的实验，就是当实验动物进入深睡眠时，就唤醒，结果第二天实验动物变得烦躁易怒，记忆力下降，这其实就是神不守舍的后果。

1 400年前，玄奘在经中亚赴印度取经的路上，经过撒弥罕王国的时候，凭着他非凡的口才、博学的佛教知识，一夜之间，就让撒弥罕王国的国王皈依了佛教。玄奘正是笃信佛教，不近女色，专心养精，所以肾气充足、气宇不凡；加之身材伟岸，谈吐有度，无形中就能影响周边人的气场。因为肾精足，记忆力惊人，玄奘专心致力于佛经的研究，取得了后人难以企及的成就，是《黄帝内经》"精、气、神"理论最好的诠释。

中医是讲功能的，认识到"神"的存在；西医是讲证据的，要有物质基础才行，自然就无法对"神"加以量化考评，这是两种研究体系。有些内容是永远无法通过"评分"来量化的，所以西医只能停留在研究"精"的层面上，而无法研究"精"背后化生的"气"，以及"气"推动产生的"神"。

中医是成熟的老者，2 000年前的《黄帝内经》仍然经典深奥，微言大义；而西医，是正在学习完善的年轻人，不断推翻以前的理论，更新各种指南。借助分子生物学等新技术，不断推出各种新的治疗药物，起到了立竿见影的治疗效果，为当今人类的健康做出了贡献。但西医模式带来的问题也日益突出，如同应用农药消灭了害虫，但带来了更深远的环境问题。中医的思维则是通过恢复生态平衡抑制害虫，并不追求赶尽杀绝的快感。

二、神与抑郁症

抑郁症其实离我们并不遥远，北京市心理卫生协会提供的数据显示：城市中25%的人存在显性或隐性心理障碍。精神萎靡、感觉疲倦、经常失眠、心情郁闷……这些感觉每个人都有过体会，一般过几天就好了，这很正常。如果持续加重，不能恢复，就很可能是抑郁状态了。其实这些都是耗神、失神的结果。

近几年，抑郁症似乎成了一种时髦病，患病率明显升高。官员们操劳政务、心力交瘁，或为名为利、处心积虑。名人经常赶场拍片、应酬不断。许多演艺界的名人，都深受抑郁症的折磨。他们一般具有很高的职业修养，在拍戏或者主持节目时，全身心地投入，这种"积精全神"的状态，带给我们传神的表演，这种投入，却是很耗神的，如不及时把耗散的神补充上，就会陷入抑郁症不能自拔。试想一个人三心二意地拍戏或者主持节目，是不可能患抑郁症的。

作为普通人，如果痴迷于研究一件产品，连续几天进行一场谈判，专注于打游戏、麻将，都会消耗大量的神，神几乎全被吸走了，当时也没有感觉到不适，但当事情结束时，就会感到疲乏无力、无精打采、两眼无神，如果经常处于这种状态，得不到恢复，就容易导致抑郁症。所以抑郁症应该是持续失精、耗神的结果。

最近一篇文章提到，糖尿病病程与抑郁症患病风险相关，30年后几乎是正常人群的三倍。其实糖尿病患者尿糖、尿蛋白也是失精的过程。

失神的状态就是抑郁症吗？《黄帝内经·灵枢·天年》中早就有定论："得神者生，失神者死"或"得神者昌，失神者亡"。中医认定一个人是生是死的标准也以是否失神为主。一个人的神彻底丧失后，就是行尸走肉，万念俱灰，宁愿纵身一跃也就不奇怪了。

抑郁症的治疗，教科书上是这样讲的：①个体化治疗；②剂量逐步递增，尽可能采用最小有效量，使不良反应减至最少，以提高服药依从性；③足量足疗程治疗；④尽可能单一用药，如疗效不佳可考虑转换治疗、增效治疗或联合治疗，但需要注意药物相互作用；⑤治疗前知情告知；⑥治疗期间密切观察病情变化和不良反应并及时处理；⑦可联合心理治疗增加疗效；⑧积极治疗与抑郁共病的其他躯体疾病、物质依赖、焦虑障碍等。

可以看出西医在抑郁症的治疗上并没有好的方法。其中并没有提到防止精的丢失，采用补益固涩之品这类的措施。

从中医的精气神理论出发，认识到抑郁的真正原因，治疗起来就变得简单了。首先顺应自然，利用好冬季行养藏之道，杜绝漏精、失精，如熬夜、失眠、遗精、慢性失血、流产、出汗等，自然就会把精蓄积起来，恢复精神。由于西医的治疗并没有认识到这一点，治疗上收效甚微，复发率达75%~80%。

其次，饮食不当也会导致抑郁症。年轻人吃肉类、海鲜，喝牛奶、啤酒，因为脾胃功能好，能消、能化，转换成自己的成分。当年龄大了，脾胃功能下降，还吃这些东西，就会消耗大量的元气来消化，甚至代谢不彻底，形成尿酸，积攒下来，导致痛风。

这就如同柴油发动机，热值高，动力足；而高级轿车，是汽油发动机，只能用97号汽油，虽然热量值低，但容易转化成动能，尾气中的垃圾也少。五谷，就相当于97号汽油，热值低，但容易被人体吸收；而海鲜、肉类、牛奶、甚至鸡蛋，是食品中的阴寒之物，相当于柴油，热值虽高，但消化起来费劲。

所以吃阴寒之物前应该掂量一下，自己是否有消化它们的能力。阳气弱的人吃海鲜，就相当于让小轿车烧柴油，自身那点元气，在加热和打火过程中就消耗大半，很难再把海鲜转化成精气，先伤精、后伤神，最终出现抑郁。

有人觉得多喝水有利于健康，喝下去的水，不会直接变成汗液，在转换成我们的津液、汗液、尿液的过程中，消耗我们大量的能量，至少还会增加肾脏的负担。所以中医认为"物无美恶，过则为灾"。

第三，中医认为内脏温度下降，就会腹胀不适，患多种消化系统疾病，谓之"脏寒生满病"。这是因为体内的各种酶在37℃的时候才能发挥作用，如果小腹的温度达不到，消化酶就不能工作，吃的食物就不能充分吸收，其他内脏温度下降，则不能充分把精转化成气。当下导致内脏温度下降的最常见的情形就是喝啤酒和碳酸饮料。这类饮品中的二氧化碳，在体内气化的过程会带走大量热量，更不用说冰镇啤酒、饮料和雪糕了。这种"脏寒"另一个后果就是机体需要产生大量脂肪，加强内脏的保温。所以，我们听说"啤酒肚"，却不曾听说"白酒肚""红酒肚"。

为何会有躁狂抑郁交替综合征？这正说明了抑郁症的发生与过度消耗"神"有关系。如同油灯，里面的油就是我们的精，产生的火苗是化生的气，而放出光芒就是我们的"神"。正常人是一根灯芯慢慢燃烧，温和而长久，而躁狂患者发作时是一次点两三根灯芯，光芒四射。油耗尽时，火苗变小，成为抑郁。当油慢慢攒多了的时候，又不会省着用，于是再次躁狂发作。

这是一个病态的过程，不少人却在人为地制造这种"光芒四射"的病态。"过把瘾就死""玩的就是心跳""以酒为浆，以妄为常，醉以入房"。早早耗干了自己的油，却不知道如何及时补充，于是，辉煌过后，抑郁来袭。

现在有一种治疗抑郁症的方法是粪便移植，就是把正常人的粪便移植到抑郁症患者肠道内，能明显改善病情。我推测这是因为抑郁症患者体内的肠道菌群分解消化食物的能力下降，人体的精得不到补充，自然不能化气、化神。正常人的肠道菌群战斗力比较强，能把吃下去的食物转化成精，人也就有精神了。不过这种治疗效果只能持续一段时间，很快就恢复到以前的状态，可能是移植过来的细菌"入乡随俗"，也变懒了。

还有一种现象是产后抑郁症，百度上的解释同样很模糊，只认识到产后抑郁症的病因与性格、情绪波动、内分泌、遗传等有关，没有认识到生育是一个巨大的失精过程。治疗上只是肤浅的心理治疗、药物、物理甚至电休克治疗，同样没有从补充精的角度治疗。并且乳汁分泌也是一个明显的失精过程，这时再吃一些阴寒的水产品，必然会加重抑郁。

所以，对于抑郁症患者，我们除了给予更多的关爱以外，更应该科学地指导他们把自己的精养起来，产生足够的气和神，这样他们又能闻见花儿香了，听见鸟儿歌唱了，不再总想生活中负面的影响，而是真切感受到生活的美好。这应该是治疗抑郁症的根本。

有一种境界叫"恬不知耻"

"恬不知耻"在百度上的解释是：做了坏事满不在乎，一点儿也不感到羞耻。是贬义词。但对于养生来讲，却是一种难得的很高的境界。

《黄帝内经》开篇即提到："恬淡虚无，真气从之，精神内守，病安从来。"要想不得病，首先要做到"恬淡虚无"，其中"恬"是前提。

"恬"字自古以来并没有发生太大的变化。左边是"心"，右边是"舌"，意指用"舌头舔自己内心受到的伤害"。

金文	篆文	隶书	楷书	行书	草书	标准楷体
𦧢	𦧢	恬	恬	恬	恬	恬
古䪨	说文解字	娄寿碑	颜真卿	颜真卿	勒闲	印刷字库

人生在世，难免会受到各种的伤害，有肉体上的，有精神上的。肉体上的伤害危害并不大，肢体少一块，一样活得好好的；但是精神上出了问题，后果很严重，绝大多数疾病其实都是情绪病。

治疗肉体上的伤，我们可以用药物；治疗心灵上受到的伤害，就需要有"恬"的功夫了。

有些人总觉得这个世界对自己不公平，对一些人、一些事总是耿耿于怀，有太多的牵挂、担心，肺上查出个小结节，就睡不着觉了，一直纠结，这都是内心在受伤害。别人打了你一巴掌，你想了十遍，相当于打了十巴掌。回想往事，自己也在不经意间伤害过别人，或者想着做过糗事，于是活在深深的自责之中，这也是一种内心的煎熬，最终这种无形的伤害会转变成有形的肿块。

所以尽快用舌头舔平自己心灵的伤口，不再纠结，这就做到"恬"了。也就是佛家说的"放下"。

只有"恬"了，才有机会"淡"，才有可能达到更高的"虚"和"无"的境界。

现在大多数的疾病都是情绪病，尤其是肿瘤。一位医生因为给领导做手术，出了意外，情绪极其低落，两三个月后竟查出了胃癌，如果能做到"恬"，也不至于此。肺上查出有小结节的人，一般是容易纠结的人，心眼小、休息不好。

这些人如果做到"恬"了，这些结节即使是早期的肿瘤，也就变"淡"，最后"虚无"消失。

再说"耻"，古文中右边是"心"，现代人写成"止"，很牵强地解释为"一直红到耳根才止住"，未免太搞笑。

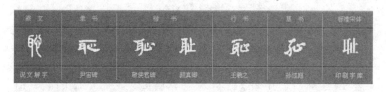

古人造字很讲究，"耻"的本意是听到某事后，心中挥之不去的感受。

人应知耻，这是一种社会道德的约束。所以"耻"的标准是与社会发展相关的。在原始社会，近乎动物的行为也不会觉得不妥，后来儒家提倡"身体发肤，受之父母，孝之始也"，剪去长辫子就成了耻辱的事情。500年前王阳明的"致良知"学说，就是让人们知道什么是对，什么是不对，有羞耻心，约束自己的行为。

"恬不知耻"中的"耻"，是指内心的纠结，放不下的感觉，这对人的伤害极大。否则也不会用到"恬"，直接用"羞不知耻"好了。

庄子讲"为恶无近刑"，意思是一个人可以适当做点坏事，只要不触犯刑法就好。不必总是有愧疚感、耻辱感。从道德上讲，这符合某些教义，但从养生上来讲，还是早点"恬"了吧。

别人打了你，你还在笑，这是最好的报复，因为对方没有达到预期的效果，直接会疯掉。"恬不知耻"是最好的心灵屏障，能把扔向你的手榴弹弹回去。有了这道屏障，就能"精神内守，病安从来"，不可能患病了。

心神外越

门诊上有位患者，半年来经常胸闷、心慌，胸前区紧迫感，伴有口唇、手指发麻，检查心脏和肺部都没有问题，经常失眠，易受惊吓，晚上有一点点动静就会醒，马路上的汽车声音，别人听不见，她却听得很清楚，甚至隔壁人家的电视声，她也能听见。老公回家晚一会儿，她就会陷入深深的焦虑中，坐卧不安、难以忍受，半年来四处求医而不得解脱。

其实，这些胸闷、心慌、口唇发麻的症状，有一个病名——高通气综合征，也称为"过度通气症候群"，是呼吸过度、二氧化碳排出过多导致的呼吸性碱中毒引起的。

知道了病因，是不是就可以治疗了呢？这还不够，我们还要找其上游的原因。

高通气综合征，其实是个情绪病，一般会有诱发因素，如忧伤、劳累、精神创伤、怨怼而不得发，甚至熬夜等。

生活中不可能一帆风顺，难免有不如意，为何有的人会诱发高通气综合征呢？其上游的原因就是"心神外越"。

心神外越，也就是"神不守舍，心神不宁"，是现代人很普遍的现象，只是很少有人意识到。这就涉及中医的一个概念，什么是一个人的"神"？

中医认为，一个人之所以健康地活着，要具备"精、气、神"三个要素。

我们的躯体，以及胃镜、肠镜、气管镜下的五脏六腑，是物质部分，称为"精"。

有了健全的四肢和内脏，未必能运动，有的人做胃镜检查正常，就是蠕动慢，甚至反向运动，查来查去，发现不了问题，只好称为"功能性胃肠病"，其他类似的疾病还有"神经官能症""不安腿综合征"等。有了物质的肉身，未必能动起来。

能推动身体各个器官正常运动的能量，就是中医所讲的"气"，是由精转化来的，即"炼精化气"，如同汽车中加满了油，能顺利转化成前进的动力。

各个器官工作正常了，表现出来的状态就是"神"，同样都是四肢发达、内脏健康的人，查体各项指标都很正常，有的人神采奕奕，精力充沛，思维敏捷，积极向上；有的人则六神无主，眼神暗淡，总想阴暗负面的事情。

面对同样的工作任务，有的人觉得能完成，有的人就犹豫不决，这就是一个人"神"的状态决定的。

如果把我们的身体比作一辆汽车，加的油就是"精"，发动机工作产生动力就是"气"，而驾驶员就是"神"了。心境平和的驾驶员和烦躁不安的驾驶员，开车的状态是不一样的。

我们可能觉得"神"看不见摸不着，是很玄的事情，其实，神就在我们身边，一刻也没有离开。

"两精相搏谓之神"，从受孕那一刻起神就产生了，眼神是观察神的状态的窗口，说明瞳孔是神出入的门户。有的人沉迷于打麻将、游戏、电视剧，通过瞳孔，耗散了大量的神，变得眼神涣散，无精打采。

如果一个人的神不在体内，而是游离在外，就称为"心神外越"，也就是神不守舍。

这当然是指一部分的神跑出去了，如果一个人的神完全散掉，即使能走路、吃饭，中医也认为是死亡了，只有"精、气"，没有了"神"，不能称其为人，电影《黄连厚朴》里就有这样的情节。

如果一个人处在心神外越的状态，就表现为心气不足，没根基，总处在担心焦虑之中，总琢磨负面的信息，只有坐在麻将桌前、看微信的时候，才能把"神"吸引回来，安静下来，不再躁动。

而神气足的人，有底气、底盘稳，抗干扰能力强，睡觉的时候，不用担心那些鸡毛蒜皮的事，所以睡得香，有点声音也听不见，做决断的时候，有更多的信心能做好。

"神"在外游荡的时候，时不时会回来，有出有入，也会把外面的信息带回来，于是远处的声音也会吵得她坐立不安。

所以高通气综合征真正的病根是心神外越，理清了病因，目的是为了治疗。

既然最根本的原因是"神"在外面游荡，我们就需要把"神"收回来。

可行的方法有"静坐"和"站桩"，坐在那里不动容易做到，难的是什么也不想，坐着或站着不动，不用几秒钟，脑子里就会想各种事情，起一个念头，就立刻压下去，再起再压，如果能做到五分钟内什么也不想，就很了不起了。慢慢地"神"就回归到你的体内。你会发现，生活会发生许多奇妙的变化，本来生活就是一面镜子，你周围的一切，好的、坏的，都是你内心的投影，"相由心生"。当你内心充满了"神"，你周围的一切自然也变了，树比以前绿了，花比以前香了，有一本书《正念的奇迹》，说的也是这个道理，"定、静、安、虑，得"，也是强调修炼的前提是"定"和"静"，也就是收神，然后就领悟许多道理，谓之"定能生慧"。

首先要节约用神。我们关注微信、打游戏、熬夜、争名夺利都是很耗神的事情，我们常说"闭目养神"，闭上眼睛挡住瞳孔，神就跑不掉，睁大眼睛看电视剧、手机，就是一个不停流失神的过程，所以看完后，就觉得没精神，无精打采。"圣"的繁体字"聖"，上面有"耳"和"口"，这就够了，若是动用眼睛盯着花花绿绿的世界，很难成为圣人，坐禅悟道的高僧大德也是闭目端坐。只有这样，才能体悟实物文理，节约用神的关键就是少用眼、多用心。

现在许多孩子，一边写作业，一边听音乐；或一边看电视，一边写作业，这都是分散精力，加大耗神的做法，这和正心、正意、正念截然相反。许多人在年轻时，不经意地在做这种分散心神的事情，年龄大了，再开始做收敛心神的工作。那么一开始不把心神打散不是更好吗？如果在吃饭的时候，关掉电视，专心吃好每一口饭，体味一下饭菜的滋味；走路的时候，专心迈好每一步，这个病就有希望了。就这么简单的事情，对有些人来说却并不容易做到。

还要产生更多的神。

有的人经过几年的打拼，家庭美满、事业有成，但是"神"也耗得差不多了，整天担心家庭变故，害怕生病，这就需要把神补起来。

先天的元神是个定数，消耗完了就没有了，但是后天的神是可以补充的。中医认为"五谷为养"，最养人的就是"粟、麦、稻、黍、菽"，也就是植物的种子，一株植物最终会把精华部分供给种子，所以吃米饭、馒头，就是吃植物的精华部分，最容易消化，也是吸收能量最省劲儿的。

但是，现在许多人很少吃面食，却以蔬菜、水果甚至肉类为主，这些只是辅助的食物，故中医讲"五菜为疏，五果为助，五畜为益"，这种本末倒置的饮食，必然导致体内阴寒之物太多，无法"炼精化气，炼气化神"。

再者是要解开心结。

针对过度通气综合征的症状，如胸闷、口唇发麻、胸痛等，通过做各种检查，告诉患者没有病，多数人根本不相信。不妨做个试验，也就是过度通气试验。在没有症状的时候，连续快速呼吸三分钟，每分钟至少六十次，如果出现胸闷，气促，口唇、手指发麻的症状，就说明该病与呼吸不当有关，不要再怀疑身体哪个器官出问题了。

严重的发作还会导致抽搐，自己无法控制自己，也称为"癔证"，即"歇斯底里"，还有个高大上的名字——分离转换型障碍，一般能自行缓解。

这种心神外越还有一个原因，就是夫妻双方的性格决定的。夫妇二人长期磨合，必定是一阴一阳，渐趋完美。正常夫妻，男的阳气是正五分，女的是负五分，很和谐，是"和而不同"，如果两个人都是正五分，则很难相处，是"同"，而不是"和"，所以小人才是"同而不和"。

夫妻二人如果都是在±1分间徘徊，生活中必定少了许多特色，日子不至于过不下去，但必定过得索然寡味。但如果男的阳气太盛，达到正十分，女方必定要用负十分来中和，这种补偿机制，也可能是心神外越形成的另一个原因。

这种情况就需要男方"示弱"，例如打羽毛球，不要打得太好，要经常失误，让对方找到自信，二者渐趋平衡；在家做菜不要太好，留出让她挑毛病的余地，这样慢慢就接近±5分的状态了。

另一种导致心神外越的原因就是夜间打鼾。一般的打鼾不要紧，如果伴有呼吸睡眠暂停，就要重视了。

睡眠是人体最好的养神的方式，睡眠时呼吸减弱或停止，会导致体内缺氧，达不到休息的效果，第二天乏力、瞌睡、精力不集中，心神弱的人就会很敏感，诱发紧张、呼吸急促、胸闷等症状，这都是"神散"的表现。在动物实验中也得到了同样的结果，让小鼠几天不睡觉，明显地表现出了烦躁易怒。

有一部分呼吸睡眠暂停的患者夜间并没有打鼾声，但也会有呼吸减弱甚至停止，这与呼吸中枢病变有关，需要戴上睡眠监测仪才能发现。

如果有呼吸睡眠暂停，就要减肥、锻炼，如不见效，只好佩戴无创呼吸机，现在无创呼吸机的应用越来越普遍。当然也可以手术治疗，因为并发症太多，这几年很少开展了。

所以，对于高通气综合征的患者，单纯做心理疏导、沟通交流是没用的，要重视其背后的最上游的原因——心神外越。部分呼吸急促、严重发作的患者，可以在嘴上扣一纸筒，把呼出的二氧化碳再吸回去，以纠正呼吸性碱中毒，能迅速改善口唇、手指发麻的症状。

神是我们身体的总指挥，不应该在外游荡，要及时呼唤回家，起到一家之主的作用。

"五官"是指哪五官

我们常说"五官端正"，医院里有"五官科"，但五官是指哪五官呢？相信真正知道的人并不多，百度上的讲解也是错误的。

大多数的解释是指"眼、耳、口、鼻、舌"或者"眼、耳、口、鼻、眉"，这都不对，医院里不会专设一个"眉毛科"或者"舌头科"。

真正的五官是指"眼、耳、口、鼻、心"，这个心并不是实际的心脏，而是看不见的"心神"。百度里认为这是个错误的解释，因为它把这个"心"当成心脏了。

为何五官要有一个看不见的"心神"呢？《素问·灵兰秘典论》云："心者，君主之官，神明出焉。"心主神明，坐于中，为君；眼、耳、口、鼻在四周，为臣。

看不见的心神统领着面部的四个器官。如果一个人心神散了，就会群龙无首，心不在焉，六神无主，"视而不见""充耳不闻"，眼神迷离，面容呆滞。很多人热衷于美容整形，如果没有心神，鼻子、嘴巴安排得再合理，也不会好看。

所以，看一个人"五官端正，相貌堂堂"，是指在"心神"的领导下，眼、耳、口、鼻的整体表现。

这是中医的智慧，不只看到有形的东西，更重视背后无形的力量。这样的例子很多，有的人做胃镜检查没有大的问题，但就是胃痛、腹胀、胸背部疼痛不适，到处求医问药，不见好转。这其实是内脏缺少"心神"的统领，"工作"涣散所致，这不是用西医的药物和胃镜能解决的。这就如同一只手，长得很好看，未必灵活，也未必能写出漂亮的字，手的灵活是由"心神"决定的。

"运"和"动"

现在民众渴望健康、加强锻炼的意识大增，到处能见到锻炼的人群，健康成了当前各阶层人们追求的终极目标。不管早晚，小区里、广场上都是为长寿而奋斗的人们。

但是人们对锻炼的认识存在许多的误区。我们提倡"运动"，却很少有人知道什么是"运"，什么是"动"。

"运"是指运化，胃肠道搬运食物，转化为自身能量，也就是消化食物的过程，这个过程不要剧烈活动；而"动"是指活动，如走路、跑步等，这个过程血液分布到四肢，胃肠功能减弱，就没法"运"。也就是说"运"和"动"是无法同时进行的。许多人为了促进消化，"饭后百步走"，这是指放松地散步，如果慢跑、到健身房做剧烈活动，就不合适了。

所以我们不能笼统地讲"运动"，何时"运"，何时"动"要拎得清。

进一步讲锻炼分为三个层次：一练"体"，二练"身"，三练"心"。

先说练"体"，就是练四肢，就是广场上跳舞的、健身房里举杠铃的人们，大多数人是在这个层次上忙活。高一个层次的是练"身"，也就是人体的躯干，这里有我们的肝、心、脾、肺、肾，也有胃、大肠、小肠、胆、膀胱、三焦，所谓五脏六腑。一棵树没有树枝还一样生长，但没有主干就死掉了。人也是一样，缺胳膊少腿一样活着，但肝、心、肺、肾少一样都不行，脾倒是可切掉，那只是脾脏，如果没有了脾象，也就是脾经，人也不能活。所以，保持五脏六腑的良好功能比四肢的强健重要多了。观察一棵树就会明白，在干旱季节，最先枯干的是树梢，舍车保帅，要让树干活着。人也是这样，俗话说"人老先老腿"，也是从末梢开始。

比保持"身"的健康更高一层次的是练"心"。有了好的身体，如果没有健康的心神统领，浑浑噩噩，生活没有乐趣，也就没有生活质量。我见过许多从小患支气管扩张、哮喘、甚至驼背畸形的患者，虽然身体不健康，但心态平静、不急不躁，有着坚强的意志力，一样能长寿。

这种心态是由心神决定的；中医认为"两精相搏谓之神"，从受孕那一刻起，神就产生了，人的生与死，并不是指身体是否正常，而是指神是否还在。所以中医认为，一个人的神没有了，也就死亡了。"哀莫大于心死"，人生最大的悲哀就是心已死。那些失神严重的人即使不抑郁跳楼，也生不如死。这些人有个好身体又有何用？

现在人们热衷的是练四肢，而不重视五脏六腑之根本，更不用说练心了。四肢的发达是看得见的，跑得快、跳得高是可以炫耀的，可以得金牌的，是人们追求虚荣、急功近利的一种潜意识表现。

所以现在的"健身房"其实是"健体房"。里面的一整套设备都是用来锻炼肌肉的，还要制订一系列的锻炼计划，今天专门练肱二头肌，明天是腓肠肌。结合科学的饮食配方，让皮下的脂肪燃烧掉，让肌肉块更加明显，增加"炫"的资本。殊不知这并不利于健康。皮下脂肪是对我们内脏很好的保护，如果缺少了这层保护层，一阵小风就能透到体内，导致伤风感冒。有的人还很奇怪，"我天天锻炼，怎么还容易感冒呢？"这是时代的错误引导，现在的选美比赛、竞技体育引领人们以此为美。"楚王好细腰，百姓多饿死。"我们从小受的教育是发展"体"育运动，增强人民"体"质，奥运会也是比赛"体"的大会。从来不会产生肝功能冠军、肾功能冠军，更不用说比赛"心神"的能力了。不过射击、射箭比赛有点例外，比的是凝神静气的能力，而不是比四肢的发达程度。

那么什么是真正的锻炼呢？

1. 法于阴阳，天人合一

这是道家的口号。有一位老师，以前很少锻炼，几年前曾患心肌梗死，出院后一年四季都坚持不懈地跑步，我想这并不科学。一年有四季变化，一天当中有昼夜节律，我们生活在天地之间，必然要遵循天地的节奏，现在是秋天，需要收敛，过几天立冬后，就要减少活动，不要出汗，进行闭藏了。等春天惊蛰后，虫子出来活动的时候，你也跟着开始活动，夏天则尽情地锻炼，出再多的汗也不会难受。而在冬天坚持跑步，甚至出汗，就是逆于阴阳的做法。

我经常听身边的人讲，自己每天坚持锻炼，上午一般没有时间，晚上至少锻炼一小时，很有毅力。其实一天当中的晚上，相当于一年当中的冬天，傍晚也对应着深秋了，是收敛一下该睡觉了，此时不要把阳气激发起来。老百姓讲的"早晨吃姜，赛过参汤"，但是"晚上吃姜，赛过砒霜"，说的也是同样的道理。

三十年前，一位高校的老师，有坚持跑步的习惯，在冬至那天，因心梗发作倒在操场的雪地上。冬天是人一年中阳气最弱的，能够保证躯干的五脏六腑的生理活动就可以了，非得通过跑步动员到四肢末梢，心肌缺血的概率大大增加，并且冬至那天又是一年中阴气最重的一天。我们有必要学习一棵植物，如一棵苦菜，秋天到了，叶子落了，养分储存在根里，静待冬天过去，春天再开花，夏天尽情展示生命的活力。

2.尊重年龄段特点

俗话说"到什么山，唱什么歌"，锻炼也一样，到什么年龄，做什么事。《内经》中讲道："三十岁，故好步；四十岁，故好坐；六十岁，故好卧。"每个年龄段有各自的特点，六十岁以后就要少动了，现在的人长寿，这个时间段要延长，大约七十岁时就不要跑步锻炼了。我经常在小区里看到有老人咬着牙在跑步，有时在冬天穿得也很少，直至锻炼到汗湿衣背。这是很不适宜的，并不舒服，但一想到这样会利于健康，于是违背自己的"心"，迎合自己的"意"，坚持跑下去。

3.如何练"身"

"身"是躯干，里面有五脏六腑，和锻炼四肢正相反，练内脏需要的是静，而不是动。练"身"的过程，其实也是在练"心"。

"运"对应的是"身"，而"动"对应的则是"体"。运的时候就不能动，动的时候，就不能运，练身的时候顾不了体，练体的时候顾不了身。所以四肢发达了，头脑就会简单，就是因为练了体就没有时间练身和心。

运动员往往并不长寿。想长寿，就是"身、心"健康，而"体"是为"身、心"服务的，不能本末倒置。

4. 如何练"心"呢

我们常说"修身养性"，这个"性"就是"心"。书法讲究借字磨心，借字调心。其实音乐、绘画、太极、静坐、站桩都是在干这一件事——"练心"。谓之大道相通。

人生下来，心神是聚的，"专气致柔，能如婴儿乎？"许多人把老子这句话理解错了，认为说的是婴儿的皮肤很柔软，这要让老子听见，真是无语了。这句话是说婴儿精力集中的时候，谁也比不上。所以儿童对感兴趣的事情，学习得非常快。后来在生活的折磨下，心神慢慢就散了，支离破碎，到老了，需要慢慢地再把心神收回来。能收回来的人，就谓"得道"高人，活明白了。当然最高境界是不让自己的心神散了，从小就"独立守神"，恬淡虚无，淡泊名利，只是一般人做不到，总有"过把瘾就死""玩的就是心跳"的冲动。结果身心俱损，一身伤病，再回来修补支离破碎的心神。这就是许多历经坎坷的人遁入空门的原因。"放下屠刀，立地成佛"说的也是这个事，不做点错事，就谈不上幡然悔悟。能认识到如何补救还不错，更多的人并没有遁入空门，继续拼搏，折腾这颗"破碎的心"，最终也不明白人生是怎么回事。

我们随时都可能修炼这颗心，不一定要达到借字磨心的高雅，也没有必要穿上道家服装在深山里打太极。一行禅师在《正念的奇迹》里就提到许多例子，洗碗的时候仔细体会洗碗的过程，吃饭的时候仔细体会饭的味道，不要想其他就可以了。一些简单的动作，并不容易做到：如在家吃饭的时候，关掉电视机；电话铃响的时候，数三下再接；等电梯的时候，不看手机……这些做法，就像颜真卿的字，看着简单，其实是有难度的，也不那么容易做到。

光线与健康

现代人普遍忽视了光线对健康的重要性。

最近诊治一位成人still病患者，这是一种罕见的自身免疫相关的疾病，表现为反复高热，原因并不清楚，仔细询问病史，这位患者近几年容易皮肤过敏，平时早起上班，一天都在写字楼里，两头不见太阳。我感觉这种情况导致其阳气不足，很可能是患成人still病的原因。

这里的阳气相当于西医的肾上腺皮质功能，每天随着太阳的升起开始分泌肾上腺素及糖皮质激素，阳气上升，保证一天都精力充沛。后来这位患者应用肾上腺皮质激素就好多了，同时我告诉她每天一定要让第一缕阳光照到脸上，提升自己肾上腺皮质的功能，病情得到了控制，激素逐渐减量，最后痊愈。现在的孩子上学很辛苦，也是两头不见太阳，是不是将来的自身免疫病、皮肤过敏会增多？

以前的人们，早上迎着阳光下地干活，晚上披着彩霞回家，顺从自然，法于阴阳，也很少生病。如果是阴雨天，没有强光的照射，人们也会情绪低落，没精神，所以接触阳光太少被认为是抑郁症的原因之一。可我们现在每天都在制造阴雨天的环境，大清早就长时间地乘地铁，晚上再坐地铁回家，地铁里本身就是阴气重的地方，导致阳气更加不足。

爱迪生发明电灯以来，人们就走向了另一个极端，夜生活大大延长，彻底改变人们日出而作、日落而息的生活习惯。随之而来的就是光污染，以及近视、失眠症等高发。

从中医的角度来讲，光属阳，热属阴。天亮了，光使人的阳气上升；热则使人体内阴液发散，而冷则助阳。白天的太阳有光也有热，阴阳平衡。

当人们在晴天抬头看天的时候，就想打喷嚏，这个问题很难找到答案，我想这是因为强光的照射，导致阳气突然盛满，阴气蒙蔽在体内，打破了阴阳的平衡，于是通过打喷嚏散阴寒之气，以保持平衡。有的人晨起遇冷后不停地打喷嚏也是一样的道理。这就如同一把水壶，平时慢慢散热气，出入平衡，如果突然盖住散气口（相当于加强了阳气），自然就会"嘭"的一声，来一次集中散气。

光是助阳的，而热是散阴的。在有月亮的晚上，月亮只反射太阳光，没有热，则人的阳气最旺，人体内的寄生虫也活跃。小时候，有月亮的晚上，孩子们特兴奋，在外面疯玩，不愿回家。

但是现在，晚上家里都有电灯，每天都在制造月圆之夜，兴奋地难以入睡。其实到了晚上，就应该与晨起相反，最好不要太亮的光线，如果用以前的小煤油灯最好了。这样人们的肾上腺皮质功能逐渐下降，也该睡觉了。这也是治疗失眠最好的方法。白天有白天的样子，晚上就要有晚上的样子。人活着就是一个节奏，一天当中，有清晨傍晚；一年当中有春夏秋冬；一生当中从青年到老年。

现在的养鸡场里都是用大功率灯光照着，白天晚上让鸡保持兴奋，这样发育快、产蛋多。我们不应该生活在养鸡场的状态里。应向散养的鸡学习，到了傍晚就"雀盲"，找地方"宿窝"。太阳升，跟着起，肾上腺皮质功能一定好。

夜幕降临后，本来应该归于平静，但对于城市里的人来讲，夜生活才刚开始，商场、酒店的广告灯、霓虹灯闪烁夺目，令人眼花缭乱，使得夜晚如同白天一样，即所谓"人工白昼"。在这样的"不夜城"里，到处充满一种燥气，扰乱人体正常的生物钟，夜晚难以入睡，导致白天工作效率低下。

光污染与大气污染、水污染、噪音污染一样，成为一大公害。长时间亮光的刺激，可导致眼部疲劳，视网膜水肿、模糊，严重的会破坏视网膜上的感光细胞，甚至使视力受到影响，近视率迅速攀升。洁白的纸张、闪亮的电脑手机屏幕、刺眼的白色墙壁，构成了无处不在的光污染。另有研究认为非自然光抑制了人体的免疫系统，影响激素的产生，内分泌平衡遭破坏而导致癌变。

光污染还可能会引起头痛、疲劳、增加压力和焦虑。彩光污染不仅有损人的生理功能，而且对人的心理也有影响。"光谱光色度效应"测定显示，如以白色光的心理影响为100，则蓝色光为152，紫色光为155，红色光为158，紫外线最高，为187。如果人们长期处在彩光灯的照射下，其心理积累效应，也会不同程度地引起倦怠无力、头晕、性欲减退、月经不调、神经衰弱等身心方面的病症。

我们现在离不开电灯、电脑、手机，但可以尽量避免其危害。有研究发现，演讲用的白底色的幻灯片能让人精力分散、烦躁不安、记忆力下降。所以最好用深色的底色，尤其是对小学生。家里的电视机亮度尽可能地暗，电脑的Word文档、网页页面颜色都可以改成灰色、蓝色，电脑屏幕的刷新率调到最快，亮度、对比度要随着室内光线的变化及时调整。手机屏幕有夜间模式。写作业的台灯不要用刺目的LED灯，最好用可调亮度的暖色调白炽灯。卧室的灯尽可能暗下来，包括床头灯，不要用大红大紫的颜色，这里是睡觉的地方，就要营造睡觉的氛围。遮光窗帘就免了吧，早晨的太阳光照进屋里，那是自然的呼唤，顺从即可。

光污染对孩子的影响也不应忽视，眼科专家发现，0~3岁是幼儿视力发育的关键期，所以这段时期宝宝对光线的要求其实是很高的，睡眠期间，宝宝的眼睛千万不能受到任何光线刺激，否则极易造成视网膜的损害。不仅如此，有人夜间担心孩子醒来害怕，就一直亮一个壁灯，结果导致孩子性早熟，这和养鸡场里利用灯光促进鸡的排卵发育是一样的道理。

失眠是现代人的常见病，几年前发病率就高达38%。流行的观点是生活节奏快，工作压力大，其实与夜间的光线太亮关系更加密切。室外霓虹灯闪烁，室内灯光太亮，睡前还要看一会手机屏。如果到了乡下，天上星星很亮，周边没有城市的燥气，室内灯光昏暗，人们早早地就犯困了。所以治疗失眠的方法，不妨尝试晚上把家里的电闸拉下来，点上煤油灯或蜡烛。

所以我们应该按照天地节奏，遵循阴阳变化，"夜卧早起，与鸡俱兴"。

为什么喝凉水也长肉

不知从何时起，减肥已成为当下太多人梦中的牵挂。

有人抱怨："喝凉水也长肉。"他们不经意间，说出了中医的一个深刻的道理——"脏寒生满病"。

几年前，一位腹围严重超标的人讲过，肚子大到一定程度，就再也不大了。当时我没有思考为什么，现在想想，这句很普通的话也体现了"脏寒生满病"的道理。

肥胖属于中医的"满病"。中医认为，内脏温度低的时候，就会产生脂肪以保暖，当这些脂肪足够厚的时候，就停止增加了，所以"将军肚"也不再大了。

这和有的人腿粗是一样的道理。有的小姑娘为了漂亮，即使冬天也穿裙子，时间长了，腿上就会长出厚厚的脂肪以抵御寒气，不用几年，就成了"将军腿"。

中医的"满病"不仅指肥胖，还指高脂血症、高尿酸血症等代谢病。这是因为内脏温度降低的时候，小肠中的消化酶无法正常工作，无法将吸收的营养彻底消化，留下了许多的半成品。于是血中的尿酸、胆固醇就升高了。

导致内脏温度降低的原因很多，如吃海鲜、猪内脏、猪头肉等阴寒食物，喝可乐、啤酒等，这些饮料中含有的二氧化碳，在体内变成气体挥发出来，会带走大量的热量，自然也会降低内脏的温度。有的人还嫌不够，还要冰镇啤酒、冰镇饮料。边喝边吃猪头肉，这样出现"将军肚"就是再自然不过的事情了。传统吃猪头肉的方法是喝着二锅头吃，这样寒热相抵，不会生病。

凉水更是阴寒之物，导致内脏温度降低，所以喝凉水能长肉就不奇怪了。

既然喝凉水能长肉，我们喝热水不就行了吗？道理就这么简单。这也是许多人的体会，在炎热的夏季，喝热水才解渴，夏天要多吃姜，热性的藿香正气水是解暑的良药。只要腹部的温度升上来，身体自然就不需要产生厚厚的脂肪来保暖了。

关于减肥，不妨留意如下建议。

多吃未必长肉，少吃一定能减肥。

一般人都认为减肥不容易，其实想长肉更不容易。多吃未必能长肉，但少吃一定能把体重减下来。现在正在兴起的一种减肥手术就是"胃减容术"，是应用腹腔镜将胃切去一大部分，做成管状，这样吃一点食物就会饱了，达到减肥的目的。手术后，许多人的高血压、糖尿病自然痊愈了。

要想不痛苦，又能达到减肥的目的，只要记住这句话就可以了，"不吃不饿，越吃越饿"。

早上要么吃饱，要么不吃，但可以喝水、喝茶，不要喝任何带食物和糖分的水。这样不会刺激体内的消化酶和胰岛素分泌，就不会产生挥之不去的饥饿感。一

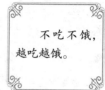

不吃不饿，越吃越饿。

旦胃肠道开始活动了，就难以抗拒食物的吸引力。许多人都有这样的体会，为了查体，早上不吃饭去医院，到了中午也没有觉得饿。

在这个不会产生饥饿感的减肥过程中，不会感到很痛苦。而大多数人在减肥过程中，采用的是每次都少吃点的策略，面对自己喜欢吃的食物，不敢吃。这种减肥法很痛苦，也难以坚持。

早上完全可以不吃饭。甚至晚上也可以不吃饭，道家就讲究"过午不食"，一天一顿饭足够了，这也比生产队年代摄入的能量多，并且现在也没有那么多的重体力活。

这种方法不仅可以减肥，也可以治疗糖尿病、高脂血症、高尿酸血症等营养过剩病。

对于糖尿病患者，如果一天一顿饭，多吃点也不要紧，这样胰岛素细胞至少有20个小时的休息时间，能够分泌足够的胰岛素，身体的细胞对胰岛素的敏感性也会增强，血糖就不会升高，胃肠道的负担也轻松不少。胃病也会好很多。少吃一顿饭，我们会有更多时间用于学习和工作。

　　有的人为了控制餐后血糖，提倡少食多餐，这只会让胰岛细胞处于疲劳的状态，得不到休息，最终会因疲劳而衰竭，组织细胞在胰岛素的持续刺激下，开始产生抵抗性。这也正是经常饱食和经常吃零食导致糖尿病的原因，糖尿病实际上就是胰岛功能下降的结果，也可以称为"胰岛功能不全"，而1型糖尿病就是"胰岛功能衰竭"。通过"少食多餐"控制糖尿病是很愚蠢的做法，只会加速胰岛功能的衰竭，自然也不会有效果，所以现在基本不提了。

　　糖尿病患者在第一次应用胰岛素一段时期后，会有一个"蜜月期"，不用药物，血糖也会正常，持续数月至数年。这也正说明在外来胰岛素的替代下，身体的胰岛细胞得到了休息，功能明显恢复了。如果减少进食次数，每天让胰岛细胞得到充分的休息，而不是少量多餐，许多人的糖尿病帽子就可能摘掉了。

　　这里有个关键窍门，就是不吃饭期间，不要吃任何零食，只要没有食物，就不会刺激胰岛细胞工作。但可以喝水、喝茶。这有点类似于辟谷。

　　"少食多餐"既是糖尿病的大忌，也是肥胖者的大忌。

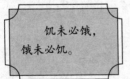

饥未必饿，
饿未必饥。

　　"饥"是胃里没有食物，"饿"是一种主观的感觉。胃里空的时候，未必会饿。吃了不少食物，有的人还是很饿。饿是一种条件反射，最好不要刺激产生这种条件反射。

　　假如周末到崂山走上一天，也不会觉得饿，因为没有机会产生饿的条件反射。为了杜绝这种条件反射的产生，家里的茶几上、橱子里、冰箱里，不要有食物，甚至墙上的画也不要有关于吃的内容。

厨师一般较胖，是因为经常看到、闻到饭的味道，不断刺激体内胰岛素的分泌，也必然经常产生进食的意愿。

如同烟草依赖症一样，有的人的"饿"是一种食品依赖症，并非真的需要食物。

有一次聚餐时，其中有一个人，不吃主食，只吃蔬菜和水果，原来他近期在减肥，每天晚上以蔬菜和水果为主。我说这其实是一个增肥的食谱。

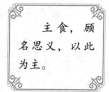

主食，顾名思义，以此为主。

中国人讲究"五谷为养"，植物的种子，也就是粮食最为养人，燃烧充分，有利于人体吸收。而葡萄、苹果都是果肉，是吸引你传播种子的，是为种子服务的，真正的精华都在种子里面，只是口感不一样罢了。水果吃多了，就会伤胃，进而伤神。

我们不要学习西方的饮食习惯，更没有必要学习另一物种的饮食习惯。

蔬菜是植物的叶子，也是为种子服务的，其中富含纤维，适量应用利于通便，但以此为主食就不对了，想想经常吃麦子的叶子身体怎么吃得消？哪有麦子粒好吸收？时间长了，身体里的垃圾越来越多，也越来越肥胖。

当前关于饮食养生的观点五花八门，各说各的理。最近有一本美国人写的讲营养的书《谷物大脑》很流行。作者是位神经科医生，他认为，含有麸面的全麦面粉会对大脑造成伤害，建议大家远离面包、面条、馒头，而改吃鸡蛋和黄油。

　　这也算是一家之言，这个世界本来就没有绝对的正确与错误，一切都会因时、因地、因人而异。即使同一个人，在不同的年龄段，不同的环境下也有不同的状态。同一个民族的人，会有不同的体质，更何况不同的人种呢？

　　所以我们没有必要学习西方的饮食方式，喝咖啡、牛奶、吃生菜、吃沙拉水果、产后不用坐月子等。

　　作为中华儿女，我们的祖先是吃植物的种子进化到现在的，所以外国人称我们是"粒食者"。《黄帝内经》中认为"五谷为养，五果为助，五畜为益，五菜为充"，五谷粮食是最有营养的，其他的肉类、菜、水果都是辅助，不可能作为主食。

　　我们有幸认识汉字，能读懂《黄帝内经》，有神灵般的护佑，不用再花工夫摸索，直接按照先人的指引做就可以了，不用再走弯路，何必要学其他国家的生活方式呢？

　　上面这些仅是一家之言，仅供参考。我乃尽力陈清道理，并非灌输某个结论。有共同感悟者，"勤而行之"，亦有"下士闻道，大笑之"，也不奇怪。

新时期的"三更灯火五更鸡"

　　古人讲"三更灯火五更鸡，正是男儿立志时"，三更天是指子时，晚上11点到子夜1点，五更天则是指凌晨3~5点。这正是少年勤奋学习，立志图强的时间。

古代的人一般天黑就会上床睡觉，在冬天如果是傍晚六七点入睡，到半夜，睡眠时间也够了，凌晨是阳气上升的时间，人的精力充沛，学习效率也高。

现在的孩子们普遍也是存在"三更灯火五更鸡"，不过是在子时还没有睡，甚至到了五更天，还在上网。在鸡叫声中，才昏昏睡去。这和古人的作息时间截然相反。

深夜两点入睡，到上午九点起床，也能有七个小时的睡眠时间，但和前半夜七个小时是不一样的。如同一株麦子，十月初种上，第二年六月初收割，就会获得丰收。如果晚两个月种，再晚两个月收，也是八个月的生长时间，收成就不一样。

人生在天地间，一切的生理机能都是顺应天地自然之道的，所以道家尊崇"天人合一，道法自然"。顺着天地的步点走，人就会省劲，不会生病。

自从爱迪生发明了电灯，人们的夜生活时间大大延长，光污染带来的影响也日益突出。为了让养鸡场的鸡快速成熟，日夜不停用大功率的灯光照射，现在的一些人几乎就是生活在这样的环境中。早熟，接下来就是早衰。

逆于阴阳也是许多疾病的根本原因。一位30多岁的大学教授患了肿瘤，他把自己的经历写下来，以提醒后人，其中提到他从初中开始，子夜一点以前就没有睡过觉，开始是因为有作业，后来就成了习惯。

现在我们国家男性的平均寿命已达到73岁，女性是79岁，社会上长寿的人非常多，这在几十年前是不可想象的。但我推测这种情况很可能不会持续下去。简单一想就知道了，目前这批长寿老人的生活轨迹和现在的孩子们是完全不一样的，他们年轻的时候生活艰难、饮食节制、没有手机看、没有汽车开，"日出而作，日落而息""夜卧早起，必待日光"。到老了，生活条件好了，老有所养，心境平和，故能长寿。

再看看现在年轻人的生活轨迹，"五色令人目盲；五音令人耳聋；五味令人口爽；驰骋田猎，令人心发狂。难得之货，令人行妨"，这直接扰乱了心神。并且还要熬夜写论文，赶PPT，看一下大学宿舍夜晚的灯光就可想而知。这和当前的这些长寿老人年轻时候怎么相比呢？另外，现代人的饮食和以前皇帝吃的也没有什么区别了，而以前皇帝的平均寿命不足40岁。

建设一座桥、一条路，制造一辆汽车，都有使用年限，有设计寿命。人的设计寿命是多少呢？《黄帝内经·灵枢》中有一篇《天年》告诉我们，"天年"即天赋的年龄，如果不折腾的话，就是两个甲子，即120年。

以前的人真能活到100多岁吗？这是指上古时代的人，应该是指比四千多年前黄帝、炎帝那个时期更早的人类，"上古之人，其知道者，法于阴阳，和于术数，食饮有节，起居有常，不妄作劳，故能形与神俱，而尽终其天年，度百岁乃去"。

但是后来的人很少能活到设计的寿命，这是为什么呢？《黄帝内经》说道："今时之人不然也，以酒为浆，以妄为常，醉以入房，以欲竭其精，以耗散其真，不知持满，不时御神，务快其心，逆于生乐，起居无节，故半百而衰也。"看来"世上没有新鲜事"，两千多年前《黄帝内经》中说的事情现在还在延续。

上古时期的人，可能是刚从动物进化到人类，还保留了动物天生的本能，没有那么多后天的意识，"故能形与神俱，而尽终其天年，度百岁乃去"，观察一只小狗就会知道什么是"活在当下"了，不会为明天的事情焦虑，也不用考虑月底的绩效指标。后来的人类历史，就成了一部退化史，至少是从身体上。

当大家都熬夜的时候，保持早睡早起、顺应自然的人，必定与众不同，不管是在学业上还是养生上。

"三更灯火五更鸡，正是男儿立志时。黑发不知勤学早，白首方悔读书迟。"（颜真卿·劝学）

"知行合一"话戒烟

戒烟其实并不难，也不辛苦。如果"知道"了吸烟的危害，很自然地就不想吸了。

但是吸烟者说，我知道吸烟的害处，但我还是戒不了。这不是真的知道，这是假知道。

有位虔诚的佛教人士说，真正领悟了佛理后，很自然地就不想吃肉了，见了肉也没有兴趣，因为他从内心里觉得这是和我们很近的生灵。见了肉还想吃的人，还没有真正地入佛门，虽然讲起佛法来头头是道。

同样，说起吸烟的危害来头头是道，但未必是"知道"。有人去医院检查，发现肺上长了肿瘤，立刻就不吸烟了，给他也不要。这是真的"知道"了，但也晚了。

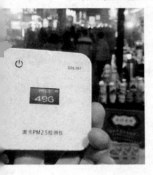

激光PM2.5检测仪

我有一个PM2.5检测仪，有一次吃饭时，同学吸烟我拿出来一测，数值到了999，这位同学当时啥也没说，就戒烟了，以后再也没有吸过。

还有的人去医院看望患者，患者因为吸烟致肺气肿，已经不能下床，并且应用了呼吸机，那种痛苦的状态给他带来了极大的心理冲击，很自然地再也不想吸烟了。这也是真正"知道"了。

横穿马路的时候，面对川流不息的车流，别人推你也不会过。因为你知道有危险。这种"知道"是发自内心的，不是嘴上说的、指南里写的、会议上讲的。

我们经常讲"知道"，仔细看这两个字，却陌生起来。"知"是知晓的意思，"道"却是需要悟性的，不是上几年学、看多少书、听多少讲座就会了。更多的是靠人生的阅历、坎坷的经历"悟道"。

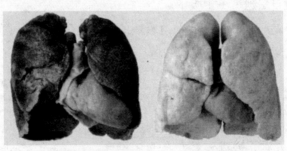

吸烟者的肺　　　　　　健康人的肺

　　500年前王阳明曾创立了"知行合一"学说，提出"以知为行，知决定行"，"知是行的主意，行是知的工夫"。"知"道了自然就会有"行"动。之所以还没有戒烟，是因为没有真正"知道"吸烟的危害。

　　所以，想要真正让吸烟者戒烟，就要想办法让他们真正地"知"这个"道"，让他们看一下PM2.5数值，到病房里看看吸烟导致的痛苦，甚至到手术室里看看切下来的吸烟者的肺叶，此时无声胜有声，胜过任何大道理的说教。

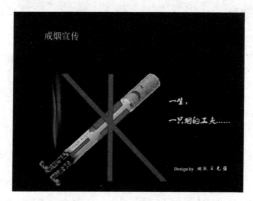

戒烟宣传画（设计：陶凯　王光强）

收藏夹与脾虚

看到好的文章，就放在收藏夹中，留待日后慢慢看，却很少再去翻看。几年下来，竟攒下了海量的信息，却没有能力再看一遍。

在商店里或网上看到好的商品，买回家来就束之高阁，几年也不动一次。旅游的时候，买回来许多纪念品，很多并不实用，但下次看到后还是想买。

很少有人意识到，这其实是一种病态，是脾虚的表现。

脾主藏，当脾虚的时候，人就不由自主地想收藏东西。这在老年人当中尤其突出。许多老年人特别喜欢捡破烂，明知道拿回家没有用，就是想收集，放在走廊里有味了也不舍得扔掉。

收藏文章和收藏破烂是一样的道理，是一种病态，需要补脾。精神层面的疾病，背后都有物质的支撑。

得失之间关系微妙，没有失就没有得，一味地收藏，不去清理，积攒的全是负担。"积累"的"累"和"心累"的"累"是一个字。

当我们对一些事情不舍得放手的时候，就要想一想，是不是自己脾虚了。

年关与节气

俗话讲"年关难过年年过"，过年是高兴的事，为什么会难过呢？

盼过年，是小孩子的事，因为小孩子活力旺，没有感觉。但是上了岁数的人，或者疾病缠身者，就会对节气特别的敏感。

一天当中，深夜是人体最为薄弱的时间，也是心脏病、哮喘容易加重的时间；一月之内，月底是阴气最重的时间，人体的阳气最弱；而满月时人的精神相对旺盛，我有一位患者，感染了极为罕见的寄生虫，每到月圆之日，就感到身上的虫子活动加剧。寄生虫都有感觉，何况人呢！

而一年之中，冬天是阴气较重的，一切归于沉寂，静待春天来临。人体活力下降，腠理闭合。

春节一般在立春前后，数九严寒，除夕当晚，正是月黑风高夜，是一天当中、一月当中、一年当中最为阴寒之时，虚弱敏感之人，经常就过不去这个坎，成了压垮他们的最后一根稻草。

年在传说中是一种凶猛的动物，"年"的下面是一"牛"字，是比牛还猛的动物。所以一家人要聚在一起，互相祝福，同频共振，共渡年关。演变到现在，就成了一家人团圆的符号。

其实，"年"在甲骨文中是"千"与"禾"的缩写，是搬迁庄稼的意思。象形字是一个人背着禾草。

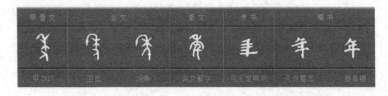

2018年的春节是2月16日，算是比较晚的了。我早上出门，虽然气温还是零下，北风凛冽，但感觉不像之前那么刺骨了。毕竟立春已过，地气开始蒸腾，地上的小草正蓄势待发。所以，就今年来说，上一个月黑之夜，也就是冬至月三十，对有些患者来讲，比春节更加难过，只是没有人去留意罢了。

另一个坎是冬至。这是太阳光垂直照到南回归线的日子，地球阴阳转换，正常人或许没有感觉，但有些患者就会有感觉，而过不去这个坎。一旦过了这个节气，就又能活很长时间。老百姓早就观察到这些现象。

讲"节气"，其实"节"和"气"还不一样，一年有四个节，冬至、夏至、春分、秋分，还有二十个气，共二十四个节气，也就是"春雨惊春清谷天，夏满芒夏暑相连。秋处露秋寒霜降，冬雪雪冬小大寒"。当然，每个气还有三个侯，每侯五天。

节的意思其实就是关节，是关口，相当于一个坎，不连着。迈过去就过去了，迈不过去就止住了。

据说一些修行极高的道人，在夏至或冬至日，坐在山中，就能体会到天地阴阳转换的那个时间点的感觉。每天到了晚上子时，也就是晚上12点左右（一定是当地时间），也能感觉到太阳在地球背面由阴转阳的感觉。所以，正常人不要熬夜，在睡眠中完成阴阳的转换。子时还要工作是很伤身体的。

其实每个人都会有这种体验，中午十二点后，就容易犯困，也是一天之中，天地由阳转阴的过程，这时我们需要打个盹，下午才精神。

我们现在用的是阴阳历，阴历的节日如端午节、春节是跟着月亮算的，是月亮历，而阳历是按太阳算的。我们现在通过增加闰月，就成了阴阳合历。中药艾蒿，采集端午节那天清晨5~7点的最好。我以前认为，植物的生长是随着阳历的节气变化的，而阴历是不固定的。现在终于明白，月亮对植物的影响也是很大的，这个时间段收集的艾蒿有着特殊的天地精华，药用价值最高。

关注节气，顺应自然，我们有时需要向一棵小草学习。

为何称"端午节"

提起端午节，我们一般会想到粽子、屈原。却不曾琢磨一下为何要称"端午"。

端午节指是的阴历五月初五，"端"是开始的意思，也就是一个月开始的第五天。"午"是指阳气最盛的时候，一天中的"午时"就是指中午12点；而一年中的"午时"是指夏至前后这段时间。

农历的五月初五一般是在芒种前后，夏至以前，正是从"开端"走向"午盛"的时间段。所以这个节就是"端午节"。

　　所有的"节"代表的是节点，是个坎，过节的本意是提醒一下，留意这个坎，别绊倒了。机体从春天步入夏天鼎盛时期，会感到不适应，这时就需要有个节提醒一下。最好就是少安毋躁，而不是四处出游。冬至、夏至都是大节，有些患者就容易旧疾复发。过了这个坎，就会好起来。

　　节点过不好，就成了"劫"。

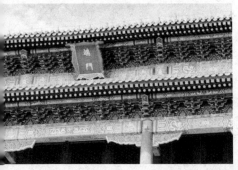

　　在北京，从天安门向北去故宫，中间要经过一个建筑，谓之"端门"，然后才是故宫的"午门"。这和端午节的意思相对应。

　　端门虽然和天安门大小差不多，却很少有人留意，可能是被宏伟的午门吸引了吧。端门以前是故宫的正门，后来成了皇帝出门时仪仗队驻扎的地方，午门成了故宫的正门。

　　午门是指阳气最旺的地方，但小说演义中经常提到"推出午门候斩"，假如这里真是处决犯人的地方，一定积聚了不少的阴气。每至于此，这里都是人山人海，即使阴气再盛，也早已冲淡。

　　为什么古人要在午门外处决犯人呢？而且还要等到午时三刻？甚至要等到秋后问斩？

　　古人顺应天地，处决犯人也要顺应自然的力道。午门如果是阳气最高点的话，向外就是从最高点向下去，这样会省劲。过了午时，一个人的阳气也在向下走，这会更容易处决。"秋后问斩"就更容易理解了，秋天是一年中阳气衰落的时间，而春天则是一年中阳气上升、生发向上的时间。秋天问斩就省劲，阴魂也容易散。古人是这么认为的，姑妄言之，姑妄信之。

所以端午节就是阳气从开始到最盛的中间阶段，故又称"天中节"。

"元旦"和"元素"

关于元旦，百度的解释是：元，谓"首"；旦，谓"日"；元旦意即首日。

这个解释我有异议。

事实上"元"和"首"是不一样的。我们有"元首"一词，"元"相当于"0"，"首"相当于"1"，由"0"到"1"，也就是从"无"到"有"，是道家"从无到有""无中生有"思想的体现。数字"0"本身就是圆的，发音同"元"。而"首"加一偏旁，就是"道"，从"1"开始走，指总的方向路线，就是"道"。"道生一，一生二，二生三，三生万物"，道家的精髓就在这里。

一元伊始，万象更新。"元旦"就是一年最开始的时候，从无到有的这个点。

我们经常说"元素"，却很少考虑"元素"的含义是什么。

"素"的含义来源于道家的基本宇宙观之无中生有。道家认为世间的一切，都是由最开始的无形的气所化生。期间经历了易、初、始、素四个阶段。"易"是指世界最开始的状态，"未见气也"，连气也没有产生，这时候充满了不可确定性，可以制订不同的"演变方案"。所以"易"在甲骨文的形状是一只小鸟，不停地跳跃变动，并非指日月。"初"是开始有"气"了，"气之始也"，产生了一个推动力。"始"则是指在原始的推动力下，开始成形了，所以"始"和"胎"最初是一个字。"素"相当于"素质"，形成一定的物质了。有了构成各种物质的最小单位。

以肝脏为例，易：即干细胞；初：开始分化成为肝细胞；始：有了肝的形状；素：健康肝或硬化肝、脂肪肝。

这里干细胞相当于"先天的元气"，不可再生，用完就没了。补充干细胞，似乎有点道理，但未必有用。

小孩子生下来，是"易"的状态；上学后，接受教育，有了自己的性格，就是"初"的状态；毕业后，是工人、农民，还是科学家，这就是"始"的状态；是个好工人，还是差工人，这就是"素"了。

所以，"元素"的意思就是构成物质最原始的单位。当初命名"元素"这个词的人一定对中国的古典文字非常有研究。

重读《扁鹊见蔡桓公》有感

《扁鹊见蔡桓公》是初中时学习的课文，当时对这篇文章的体会并不深，时隔30多年，今天重读这篇古文，就有了新的理解和感悟。

　　"扁鹊见蔡桓公，立有间……"文章开门见山，并没有交代写作背景，这并不妨碍其成为经典之作。

　　"君有疾在腠理，不治将恐深。"这里用的是"疾"，后面则是"君之病在肌肤，不治将益深"。用的是"病"，那么"疾"和"病"有什么区别吗？

　　"疾"的中间是"矢"，"疒"指床，是指箭伤，泛指外伤，一般容易恢复。所以后来也指好得快的小毛病，如感冒。于是，"疾"在许多句子中被引申为"快"的意思，如"疾风知草劲""春风得意马蹄疾""疾风暴雨"等。

　　"病，疾加也"（《说文》）或"疾甚曰病"（《仪礼·既夕礼》）。"疾"进一步加重才是"病"。中间是"丙"，有"把柄、证据"的意思，也就是有了确切的表现了。

　　后面又说"医之好治不病以为功"。其中的"不病"，现在普遍翻译成"没有病的人"，这并不严谨，应该指的是还不到病的程度，"得了小毛病的人"，顶多算是"别来无恙"的"恙"。蔡桓公可能也觉得有些不适，但并不放在心上，就随口埋怨了一句。

　　所以表现在腠理的曰"疾"，而深入肌肤了，则称之为"病"。现代人一般不加区分，翻译成英文时统称为"disease"，其实，"疾"对应的是"suffering"，而"病"的英文应该是"sickness"。

　　这里的"腠理"，其实是指"皮肤"的"皮"，指表面、有纹理的部分。而"肌肤"相当于"皮肤"的"肤"，是指皮下的一层油脂。所以古人称"肤如凝脂"，而不是

"皮如凝脂"，指皮被凝脂充填的状态。"……劳其筋骨，饿其体肤……"（《孟子·告子下》），其中的"体肤"就是指皮下脂肪而不是皮肤。

我们现在笼统地称"皮肤"，而古人却分得很清楚。现在许多宣传护肤的产品，其实是护皮而已。

所以，"疾"和"病"是不一样的，"皮"和"肤"也不是一回事。

"疾在腠理，不治将恐深。"这里用的是"恐"，有可能会加重；"病在肌肤，不治将益深。"这里的"益"，则指必定要加重，语气不一样。足见古人用字之精妙。

循着扁鹊神奇的诊病经历，我们还可以知道一些有趣的医学知识，了解扁鹊在中国古代医学家中的地位。古人诊病的方式是"望、闻、问、切"，其实也代表了医生的四个层次，"望而知之谓之神"，扁鹊通过望诊就能诊断疾病，所以后人称其为"神医扁鹊"；第二境界是"闻而知之谓之圣"，通过听声音就能知道得了什么疾病的是医圣，如汉代的张仲景，后人尊称其为"医圣"；再次之是"问而知之谓之工""切而知之谓之巧"，这样的医生就相对多了。还有，古人讲"医不叩门"，是说医生不要主动告诉别人你得了病，这样并没有好处，看来，扁鹊就犯了这个忌，致"桓侯不悦"。

今天重读这篇经典古文，更加体会到古人用字非常讲究，字斟句酌，微言大义。可能是因为刻竹简太麻烦的原因，不会浪费每一个字。如果仔细揣摩，就会乐在其中，体会到汉语言的伟大。过几年再读此文，定有更深的体会。孔子云："学而时习之，不亦说乎？"

再次以不一样的心态，诵读《韩非子·喻老》之《扁鹊见蔡桓公》：

扁鹊见蔡桓公，立有间。扁鹊曰："君有疾在腠理，不治将恐深。"

桓侯曰："寡人无疾。"扁鹊出，桓侯曰："医之好治不病以为功。"

居十日，扁鹊复见，曰："君之病在肌肤，不治将益深。"桓侯不应。扁鹊出，桓侯又不悦。

居十日，扁鹊复见，曰："君之病在肠胃，不治将益深。"桓侯又不应。扁鹊出，桓侯又不悦。

居十日，扁鹊望桓侯而还走。桓侯故使人问之，扁鹊曰："疾在腠理，汤熨之所及也；在肌肤，针石之所及也；在肠胃，火齐之所及也；在骨髓，司命之所属，无奈何也。今在骨髓，臣是以无请也。"

居五日，桓侯体痛，使人索扁鹊，已逃秦矣。

桓侯遂死。

重读《庖丁解牛》，不一样的感悟

《庖丁解牛》是《庄子·养生主》中的一篇，中学课本中学习过，时过三十年，今日重读，却别有一番感触。可谓"三十年河东，三十年河西"。

　　话说庖丁以娴熟的技法，剖开了一头牛后，文惠君十分惊讶，庖丁曰：别人一年甚至一个月就更换一把刀，而我这把刀用了十九年，还和新的一样，是因为掌握了游刃有余的要领。

　　百度上搜一下"庖丁解牛"的词条，对这篇文章的认识却是"说明世上事物纷繁复杂，只要反复实践，掌握了它的客观规律，就能得心应手，运用自如，迎刃而解。写宰牛时动作之优美，技术之高超；成功后的志得意满等，绘声绘色"，完全是一副看热闹的心态，被庖丁熟练的解牛技法所吸引，哈哈一乐，拂袖而去。如同看耍猴的并无二致，这很符合当前人们的快餐文化。

　　稍有用心者，体会到"游刃有余"的重要，以为挖到了宝，在官场上、生意场上世故圆滑、多方应酬，在不同的场合之间，大展游刃有余之能事。

　　古人微言大义，庄子又是千古圣贤，这篇传世名篇，绝不是逗乐，更不是叫人老于世故，如果仅限于这个层面，那就太小看庄子了。那么为什么这篇文章被收入了《养生主》系列呢？和养生有什么关系呢？

　　文章中的点睛之笔是"良庖岁更刀，割也；族庖月更刀，折也。今臣之刀十九年矣，所解数千牛矣，而刀刃若新发于硎"。

　　庄子的本意是，人体就是一把刀，如果不断地和周围的事物对抗，逆于阴阳，冬天做夏天的事，夏天做冬天的事，不是"割"就是"折"，不是用力砍，就是用力掰，很快就会坏掉。牛的结构就是天地自然，"彼节者有间，而刀刃者无厚；以无厚入有间，恢恢乎其于游刃必有余地矣"。如果顺应自然，不和天地对抗，即使用了十九年的刀，也会"若新发于硎"，和刚磨过一样。

文惠君听懂了，"善哉！吾闻庖丁之言，得养生焉"。你是不是也领会了？是不是夏天还在吹空调，冬天还在蒸桑拿？晚上不睡，早上不醒？

庄子要是看到百度上的解释，实在是无语，更有人游刃有余地"与天斗，与地斗，与人斗，其乐无穷"，实在是有悖于其"顺应天地、自然"的初衷。还有人把庖丁用的刀列为古代十大名刀，实在是搞笑。

比文惠君所领悟的养生真谛更有意义的是，在《庖丁解牛》的开篇有一段话，"为善无近名，为恶无近刑，缘督以为经"。是说我们可以做好事，但不要到出名的地步；我们也可以做点坏事，但不要触犯刑法。督脉是人体正中间的一条经脉，虽然在好坏之间漂移，只要不离开中间太远，是最为根本的宝典。

这是庄子道家思想的体现。现在的人，潜意识里就想自己的名声大一些，不停地刷微博、发微信，甚至雇用水军，炒作自己的草根博客。"人怕出名猪怕壮"，有人却一心要做那头壮硕的猪；更有人铤而走险，不惜触犯刑法获取利益。图名图利，无非好与坏，适可而止，够用就行，才是"正经"，即"缘督以为经"。

故庄子开篇就郑重提醒："吾生也有涯，而知也无涯。以有涯随无涯，殆已！"很多人什么都想得到，好东西都要吃遍，各地的名胜都要走遍，以有限的生命做无限的事情，身体最后会"殆已"！

故《庖丁解牛》是养生的名篇，绝不是叫人游刃有余地奔波在官场、生意场中消耗生命。如果能领会庄子的这番苦心，就"可以保身，可以全生，可以养亲，可以尽年"。

让我们沐浴更衣，数息三次，以谦卑的心态，诵读《庄子·养生主》之《庖丁解牛》：

《庄子·养生主·庖丁解牛》
朝代：先秦　作者：庄周

吾生也有涯，而知也无涯。以有涯随无涯，殆已！已而为知者，殆而已矣！为善无近名，为恶无近刑。缘督以为经，可以保身，可以全生，可以养亲，可以尽年。

庖丁为文惠君解牛，手之所触，肩之所倚，足之所履，膝之所踦，砉然向然，奏刀騞然，莫不中音。合于《桑林》之舞，乃中《经首》之会。

文惠君曰："嘻，善哉！技盖至此乎？"

庖丁释刀对曰："臣之所好者，道也，进乎技矣。始臣之解牛之时，所见无非牛者。三年之后，未尝见全牛也。方今之时，臣以神遇而不以目视，官知止而神欲行。依乎天理，批大郤，导大窾，因其固然，技经肯綮之未尝，而况大軱乎！良庖岁更刀，割也；族庖月更刀，折也。今臣之刀十九年矣，所解数千牛矣，而刀刃若新发于硎。彼节者有间，而刀刃者无厚；以无厚入有间，恢恢乎其于游刃必有余地矣，是以十九年而刀刃若新发于硎。虽然，每至于族，吾见其难为，怵然为戒，视为止，行为迟。动刀甚微，謋然已解，如土委地。提刀而立，为之四顾，为之踌躇满志，善刀而藏之。"

文惠君曰："善哉！吾闻庖丁之言，得养生焉。"

《伤寒杂病论》书名考

这是郝万山教授整理的《伤寒论》的序，也是目前流行的版本。《伤寒卒病论集》，这个名字是不是有些奇怪？

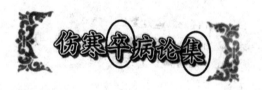

论曰：余每览越人入虢之诊，望齐侯之色，未尝不慨然叹其才秀也。怪当今居世之士，曾不留神医药，精究方术，上以疗君亲之疾，下以救贫贱之厄，中以保身长全，以养其生，但竞逐荣势，企踵权豪，孜孜汲汲，惟名利是务，崇饰其末，忽弃其本，华其外而悴其内，

在这个序言的后面，又提《伤寒杂病论》，"卒"成了"杂"，后面的"集"没有了。并且，"若能寻余所集，思过半矣"。意指前面有"集"。

--- 伤寒卒病论集 ---

并平脉辨证，为《伤寒杂病论》，合十六卷。虽未能尽愈诸病，庶可以见病知源。若能寻余所集，思过半矣。

夫天布五行，以运万类，人禀五常，以有五脏。经络府俞，阴阳会通，玄冥幽微，变化难极。自非才高识妙，岂能探其理致哉！上古有神农、黄帝、岐伯、伯

通过研究一下这几个字的演变过程，希望可解开这些疑问。"集"的繁体写法是"雧"。

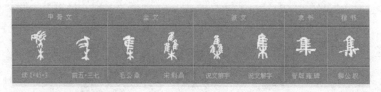

甲骨文	金文	篆文	隶书	楷书
续1·45·3	甫五·三七	毛公鼎	宋科鼎	说文籀文	说文解字	曹全碑	郑公积

雧鸟在木上也。引申为凡聚之偁。汉人多假杂为集。

百度一下"集"：康熙字典的解释如下。

【戌集中】【佳字部】集·康熙笔画：12　部外笔画：4〔古文〕雥《唐韵》《广韵》《韵会》《正韵》秦入切《集韵》《类篇》籍入切，$音笪。《说文》本作雧。雧鸟在木上也。《诗·周南》集于灌木。

又《广韵》就也，成也。《书·武成》大统未集。《传》大业未就。《诗·小雅》我行旣集。《笺》集，犹成也。

又《韵会》杂也。《孟子》是集义所生者。《注》集，杂也。

大致明白了，古代的"杂"有两个版本，多种树木的

"杂"和多种布片聚成衣服的"雜",而后一个"雜"与
"集"很相似,也通假,在传抄的过程中,"集"就成了
"杂"。那么为什么又成了"卒"呢?

"杂"繁体是这样的:

"杂"的本意是有很多种的木头。其繁体
"雜"就指有多种的碎布片,缝在一起成为衣
服。即"大杂烩"。

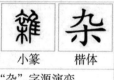

字源演变

小篆　　楷体

"杂"字源演变

《伤寒杂病论》本来是《伤寒集病论》,
在传抄的过程中,集成了"雜(杂)",而"雜"又丢掉了
右边的"隹"。

所以在序言中,是"卒病论",正文中是"杂病论",
这么一想就不乱了。

但为什么是《伤寒卒病论集》,多了一个"集"呢?古

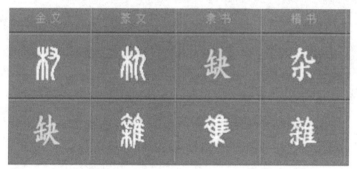

金文	篆文	隶书	楷书

人微言大义,不会说废话的。

凡事就怕琢磨。按照刘宝义先生推测,这是断字的失
误,千百年来,一直没有人深究。

《伤寒杂病论》应该是分为两部分,即《伤寒集》和
《病论》,其中的《病论》部分即《金匮要略》。

现在流行的明·赵开美版的《伤寒论》，其序言应该这样断句：

"《伤寒集》《病论》《集》《论》曰：余每览越人入虢之诊望齐侯之色，未尝不慨然叹其才秀也……"

《集》《论》分别代指《伤寒集》《病论》。

也有些奇怪，《伤寒卒病论集》，仅仅是隔了两个字，前一个谬传不止，"集"竟成了"卒"，后一个却保持了原貌。

《伤寒集》《病论》分述，这是一种较为合理的推测，并没有多少考证。希望某一天，从地下能挖到一堆汉代的竹简，证明上面这个推断的正确性。

后 记

有四个人走在漫无边际的沙漠里，又饿又渴，精疲力竭，他们突然捡到了一包饼干，每个人分了几片，其中A君没有吃，最后只有A君走出了沙漠。

深夜里，又有四个人走在寒冷的荒原，又冷又饿，突然前方出现一个废弃的小木屋，他们进去生起了火，围在一起取暖，只有B君没有靠近。最终活下来的只有B君。B君是懂中医的人。

这其中的道理在前面的文章中已经讲过了。

现代人喂养婴儿，很讲究科学，有各种的奶粉配方，几乎要拿天平称了喂，但孩子未必长得好；而农村人没有这么多的讲究，只知道带孩子要"三分饥与寒"，带出来的孩子却很少生病。农村人没有那么多知识，和A君一样，顺应天地自然，是有知有觉的人。

到了自助餐厅，觉得生鱼片贵，不管自己的体质，吃了很多。而真正会吃的人，是根据自己的体质，即使来一盘蛋炒饭，只要吃完后胃里舒舒服服，就是最划算的，这是学过中医的A君，是贵人，"贵有自知之明"，知道自己的胃需要什么。如果有老板招聘员工，可以带着到高档自助餐厅，就会很容易知道一个人的贪欲大小、自制力如何、是否懂中医。

宿舍里的人，大家都在熬夜、打游戏、低头看手机，如果你能安静地闭目养神，"夜卧早起，必待日光"，那你就是B君，是读过《黄帝内经》的人。

还有夏天开空调、吃冷饮，冬天蒸桑拿、吃火锅，都是逆于阴阳的做法，领悟中医真谛的人，就会自觉地避免这些伤害。

多年以来，陶老师反复讲解上面这些道理，经常以身边的人举例，不厌其烦地说明天、地、人的关系，人在自然界中是渺小的，"人定胜天"是错误的。

陶老师认为，多数糖尿病以及高脂血症患者是不需要吃药的，完全通过饮食调整和中药就能得到很好的控制。因为人生来是没有这些病的，是后天的不合理习惯导致的，完全可以再"习惯"回去。现在几乎所有的冠心病患者，每天要吃A、B、C、D、E几大类的药物，加起来有一大把。面对这么多药物，首先从心理上就认定了自己是一个病人。

多年来，陶老师在全国各地成功救治了数百例重症肺纤维化患者，也收到了数不清的感激、祝福。这些发自内心的感谢是无价的。中医大夫比较长寿，一般认为是学习中医的人知道养生，其实，患者发自内心的感谢，也是长寿的因素之一。有太多太多的患者对陶老师心存感激，但是陶老师却非常感激这么多人对他的信任。

我应该继续虔诚地向陶老师学习，尊重生命，尊重自然，做有知有觉的A君和懂天地阴阳道理的B君。